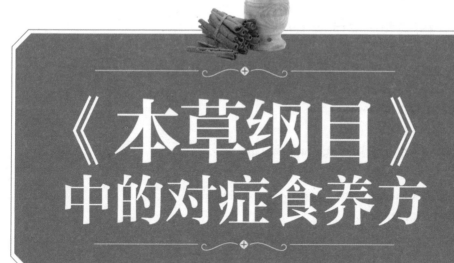

《本草纲目》
中的对症食养方

主 编 臧俊岐

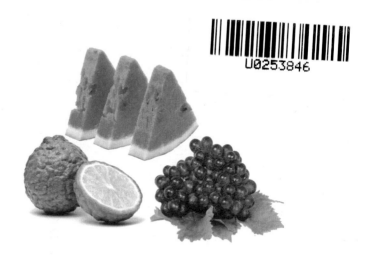

江西科学技术出版社

图书在版编目（CIP）数据

《本草纲目》中的对症食养方 / 臧俊岐主编.— 南昌：江西科学技术出版社，2014.4（2024.7重印）

ISBN 978-7-5390-4989-2

Ⅰ.①本…　Ⅱ.①臧…　Ⅲ.①《本草纲目》—食物养生　Ⅳ.①R281.3②R247.1

中国版本图书馆CIP数据核字(2014)第045146号

国际互联网（Internet）地址：http://www.jxkjcbs.com

选题序号：KX2014008

《本草纲目》中的对症食养方

臧俊岐　主编

BENCAOGANGMU ZHONG DE DUIZHENG SHIYANGFANG

出　版		
发　行	江西科学技术出版社	
社　址	南昌市蓼洲街2号附1号	
	邮编：330009　电话：（0791）86623491　86639342（传真）	
印　刷	三河市祥达印刷包装有限公司	
项目统筹	陈小华	
责任印务	夏至寰	
设　计	松雪图文 SONGXUE TUWEN 王进	
经　销	各地新华书店	
开　本	787 mm×1092 mm　1/16	
字　数	220千字	
印　张	12	
版　次	2014年7月第1版　2024年7月第7次印刷	
书　号	ISBN 978-7-5390-4989-2	
定　价	49.00元	

赣版权登字号-03-2014-42

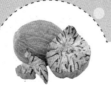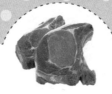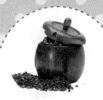

$\mathcal{C}$ontents 目录

🥄 Part 1 | 《本草纲目》中的养生食材

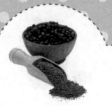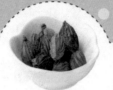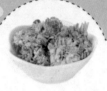

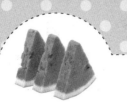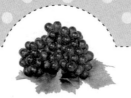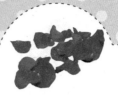

✎ Part 2 | 《本草纲目》中的养生中药材

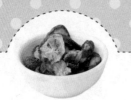
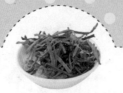
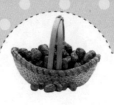

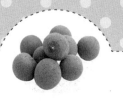
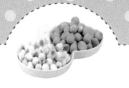
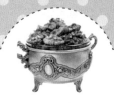

🍵 Part 3 | 常见病症的本草食养方

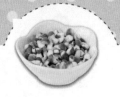
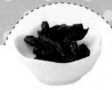

Part 1

《本草纲目》中的养生食材

　　合理的饮食是维持人体生命活动的基本条件，也是促进人体健康的重要因素。药食同源，在日常生活中，有些食物和中药材一样，具备一定的养生保健功效，只要搭配得当，也能起到一定的食疗、养生作用。本章主要介绍了谷类、水果、蔬菜、肉类、菌菇、蛋类、水产等种类的常见养生食材，详细阐述了其养生保健功效、最佳搭配、食用禁忌、烹饪方法等，并介绍了相关的养生食谱，希望能帮助读者找到正确的养生方法。

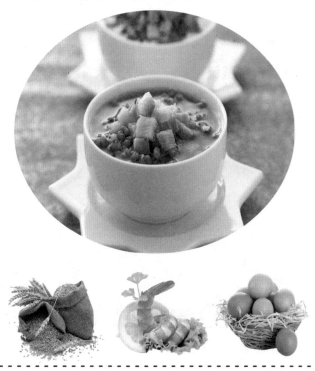

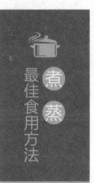

煮 蒸 最佳食用方法

谷 类

大米

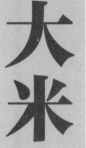

《本草纲目》「粳米，为五谷之长，人相赖以为命者也。」

🍲 养生保健功效

①**缓解溃疡**。大米中含丰富的B族维生素，有助于缓解口腔炎症。

②**助消化**。大米做成粥可以补脾、养胃、清肺，米汤则能刺激胃液分泌，有助于消化吸收。

③**润白补水**。大米提取液不仅有较强的润白效果，而且能为肌肤补充水分，使皮肤光滑细腻，充满弹性。

④**补液添精**。大米粥最上一层的粥油有补液添精的功效，对病后体虚之人、产妇和老人有益。

🍶 最佳营养搭配

大米 + 绿豆 ✅ 提高大米营养成分的利用率

大米 + 黑米 ✅ 开胃、增进食欲

大米 + 白茯苓 ✅ 补中益气

🥦 食用禁忌

①大米不宜与蜂蜜同食，否则易致胃痛。

②大米含有大量淀粉，糖尿病患者不宜多食。

③煮粥时不可以加碱，因为碱会破坏大米中的维生素B_1。

保健养生食谱

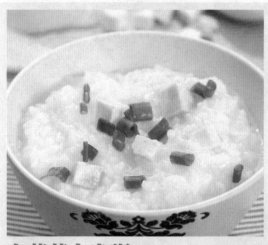

白茯苓大米粥

🥄 **材料**：白茯苓适量，大米100克

🥄 **调料**：盐2克，葱10克

🍲 **做法**：①大米淘洗干净，捞出沥干备用；白茯苓洗净；葱洗净，切花。

②锅置火上，倒入清水，放入大米，以大火煮开。

③加入白茯苓同煮至熟，再以小火煮至浓稠状，调入盐拌匀，最后撒上葱花即可。

🥦 **功效**：补中益气、护肤。

⚑ 养生保健功效

①促进消化。小米中的淀粉能增强小肠的吸收功能，帮助消化。

②预防口舌生疮。小米中富含维生素B_1、维生素B_{12}等成分，能有效预防消化不良及口舌生疮。

③补血养颜。小米中含铁质，有补血功能，能帮助产妇调养虚寒的体质，恢复体力，减轻色斑、色素沉着等症。

⚑ 最佳营养搭配

小米 + 鸡蛋 ✅ 提高人体对蛋白质的吸收率

小米 + 黄豆 ✅ 健脾和胃、益气宽中

小米 + 红薯 ✅ 健脾和胃

⚑ 食用禁忌

①小米不宜与杏仁同食，否则会使人呕吐、恶心。

②小米不宜与小麦同食，否则对脾胃不好。

③发霉的小米已被黄曲霉菌污染，有致癌作用，不能吃。

保健养生食谱

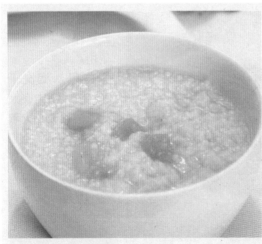

红薯小米粥

🥄 **材料**：红薯20克，小米90克

🥄 **调料**：白糖4克

🍲 **做法**：①红薯去皮，洗净，切成小块；小米用清水洗净。

②锅置火上，注入清水，放入小米，用大火煮至米粒绽开。

③放入红薯，用小火煮至粥浓稠时，调入白糖搅拌均匀入味即可。

💎 **功效**：健脾和胃、养颜。

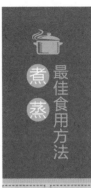

最佳食用方法

煮 蒸

谷 类

小米

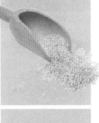

《本草纲目》小米「煮粥食益丹田、补虚损、开肠胃」。

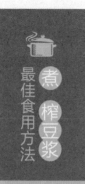

煮·榨豆浆
最佳食用方法

谷 类

黑米

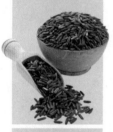

《本草纲目》黑米『滋阴补肾、健脾暖胃、明目活血』。

▲ 养生保健功效

①**有益心血管**。黑米中的黄酮类化合物能维持血管正常渗透压，还有预防血管破裂、抗氧化、止血的功能，有利于心血管系统的保健。

②**改善贫血**。黑米中各种微量元素含量较高，能明显提高人体血色素和血红蛋白的含量，有改善贫血的作用，还具有清除自由基、抗应激反应等多种功效。

③**滋阴补肾**。黑米还具有滋阴补肾、养精固涩的功效，对少年白发、病后体虚及肾虚均有很好的补养作用。

◎ 最佳营养搭配

黑米 + 绿豆 ✔ 健脾胃、祛暑热

黑米 + 大米 ✔ 开胃益中、明目

黑米 + 香菇 ✔ 增强免疫力

◆ 食用禁忌

①黑米不宜与鸡蛋同食，否则会影响其营养价值。

②黑米外部有坚韧的种皮包裹，不易煮烂，若不煮烂其营养成分无法充分溶出，多食后易引起急性肠胃炎，因此应先浸泡一夜再煮。

③脾胃虚弱的小儿或老人不宜食用黑米。

保健养生食谱

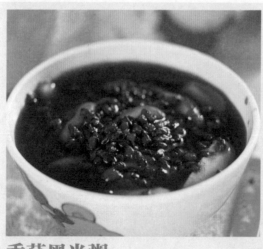

🍲 **做法：**①将香菇洗净，切成小丁备用。

②将黑米淘洗干净，放入锅中，大火煮沸后改小火熬煮成粥。

③放入香菇，煮至熟透即可。

🥦 **功效：**滋阴养血、增强免疫力。

香菇黑米粥

Ⅴ **材料：**香菇30克，黑米50克

🥄 **调料：**盐适量

🍲 养生保健功效

①**防癌抗癌**。糯米中富含B族维生素，除了能改善面色外，还能有效预防癌症。

②**保护心脏**。糯米中含有的蛋白质、脂肪，有助于降低胆固醇，降低心脏病、脑卒中发病风险。

③**养颜护肤**。糯米中含有的钙、磷等元素，适宜气血虚损、身体瘦弱者食用，对女性能起到补血养颜的作用。

🍶 最佳营养搭配

糯米 + 莲子 ✅ 益气滋补

糯米 + 红豆 ✅ 有助于预防腹泻和水肿

糯米 + 甜瓜 ✅ 清暑止渴、除烦利水

🥦 食用禁忌

①糯米不宜与红薯同食，否则易导致腹胀。

②由于糯米本身黏滞，不易消化，多吃容易导致腹胀、消化不良，老人、小孩不宜多食。

煮 蒸 最佳食用方法

谷 类

糯米

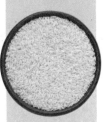

《本草纲目》糯米『脾肺虚寒者宜之』。

保健养生食谱

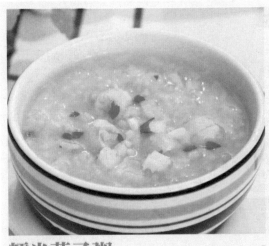

糯米莲子粥 ●

🥄 **材料**：莲子30克，糯米100克，白萝卜20克

🥄 **调料**：蜂蜜、枸杞子各少许

🍲 **做法**：①将糯米洗净，浸泡20分钟；白萝卜洗净，去皮，切丁；莲子洗净，去除莲子心，浸泡1小时；枸杞子洗净。

②把糯米、莲子、白萝卜、枸杞子放入锅内，加适量清水，置火上煮约40分钟。

③煮至莲子熟烂后，放入蜂蜜调匀即可。

🥦 **功效**：益气、滋补。

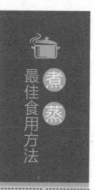

煮 蒸 最佳食用方法

谷 类

薏米

《本草纲目》薏米『健脾益胃、补肺清热、祛风除湿』。

🔔 养生保健功效

①**软化角质**。薏米中含有的蛋白质能分解酵素，软化皮肤角质。

②**淡斑、美白**。薏米中的维生素E有抗氧化、嫩肤美白的作用。

③**减肥**。薏米是五谷类中膳食纤维含量最高的，而且低脂、低热量，是减肥的最佳主食。

④**降血脂**。薏米含有丰富的水溶性纤维，能降低肠道对脂肪的吸收率，进而降低血脂。

🫙 最佳营养搭配

薏米 + 粳米 ✅ 补脾除湿

薏米 + 白糖 ✅ 对治疗粉刺有一定帮助

薏米 + 玉米 ✅ 美白祛湿

🌿 食用禁忌

①薏米不宜与杏仁同食，否则容易引起呕吐、泄泻。

②薏米所含的糖类黏性较高，吃多可能会妨碍消化。

保健养生食谱

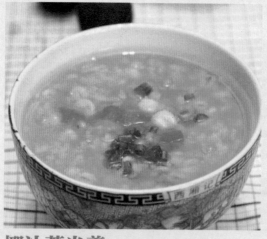

椰汁薏米羹

🥄 **材料**：薏米80克，椰汁50克，玉米粒、胡萝卜、豌豆各15克

🍶 **调料**：冰糖、葱花各适量

🍲 **做法**：①薏米洗净；玉米粒、豌豆洗净；胡萝卜洗净，切丁。

②锅置火上，注入水，加入薏米煮至米粒开花后，加入玉米粒、胡萝卜、豌豆同煮。

③煮至米粒软烂时，加入冰糖煮至溶化，待凉时，加入椰汁，撒上葱花即可食用。

💎 **功效**：祛湿美白、养颜护肤。

🍲 养生保健功效

①**健脑**。玉米中含有较多的谷氨酸，能帮助脑细胞呼吸，清除组织内的废物，常食可健脑。

②**防癌抗癌**。玉米中含有的硒和镁有防癌、抗癌作用。当硒与维生素E联合作用时，有助于预防癌症，对乳腺癌和直肠癌有一定食疗功效。

③**美容、减肥**。玉米胚芽中的维生素E还可促进人体细胞分裂，防止皮肤出现皱纹；玉米须有利尿作用，也有利于减肥。

④**防治便秘**。玉米中的膳食纤维可刺激肠胃蠕动、加速排便。

🍶 最佳营养搭配

玉米 + 鸡蛋 ✅ 防止胆固醇过高

玉米 + 花菜 ✅ 健脾益胃、助消化

玉米 + 黑豆 ✅ 活血利水

🥦 食用禁忌

①玉米不宜与酒同食，否则会影响对维生素A的吸收。

②皮肤病患者尽量不要食用玉米。

③不要长期以玉米为主食，因为玉米蛋白质中缺乏色氨酸，单一食用玉米易发生癞皮病。

保健养生食谱

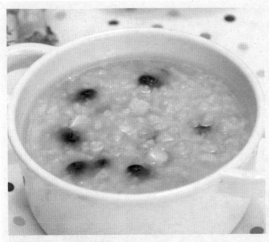

黑豆玉米粥

🥄 **材料**：黑豆、玉米粒各30克，大米70克

🍲 **调料**：白糖3克

🍳 **做法**：①将大米淘洗干净；黑豆洗净，用清水浸泡半小时；玉米粒清洗干净。

②锅置火上，倒入清水，放入大米、黑豆煮至水开。

③加入玉米粒同煮至浓稠状，最后调入白糖搅拌均匀即可。

🥦 **功效**：活血利水、增强免疫力。

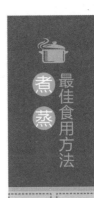

煮 蒸 最佳食用方法

谷 类

玉米

《本草纲目》玉米『开胃调中』。

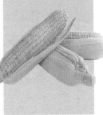

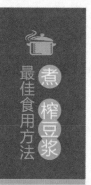

煮 榨豆浆 最佳食用方法

谷｜类

燕麦

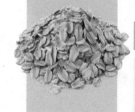

《本草纲目》燕麦『能益脾养心、敛汗』。

⬤ 养生保健功效

①降低胆固醇。燕麦中含有的燕麦β-葡聚糖，能有效降低胆固醇，高血压、心脏病患者可常食。

②减少黑色素。燕麦中含有大量的抗氧化成分，这些物质可以有效减少黑色素的形成。

③保护过敏性皮肤。燕麦中的燕麦生物碱具有抗刺激的特性，能缓解肤表泛红，对过敏性皮肤有调理作用。

⬤ 最佳营养搭配

燕麦+百合 ✅ 润肺止咳

燕麦+南瓜 ✅ 降低血糖

燕麦+黄豆 ✅ 促进消化

⬤ 食用禁忌

①燕麦不宜与红薯同食，否则容易导致胃痉挛、胀气。

②燕麦不宜与菠菜同食，否则会影响人体对钙的吸收。

③肠胃湿滑、消化不良的人应避免食用燕麦。

保健养生食谱

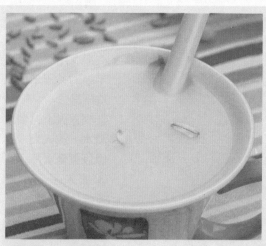

燕麦米豆浆

Ⅴ 材料：黄豆50克，燕麦米40克

⬤ 调料：白糖适量

⬤ **做法：** ①黄豆洗净，用清水泡至发软；燕麦米淘洗干净。

②将黄豆、燕麦米放入豆浆机中，加适量水搅打成豆浆，烧沸后滤出，倒入杯中。

③调入适量白糖搅拌均匀即可。

⬤ **功效：** 促进消化、护肤养颜。

▲ 养生保健功效

①**缓解精神压力**。小麦中含有的B族维生素和碳水化合物能缓解精神压力。

②**防腹泻**。小麦粉能消炎祛湿，防止腹泻。

③**提高智力**。小麦中含有的胆碱有增强记忆力、提高智力的作用。

④**降低胆固醇**。小麦中所含的维生素有抗氧化作用，而所含的亚油酸有降低血液中胆固醇的功效，常吃能有效预防动脉硬化等心血管疾病。

▲ 最佳营养搭配

小麦 + 荞麦 ✅ 营养更全面

小麦 + 豌豆 ✅ 预防结肠癌

小麦 + 黄芪 ✅ 降低血压、祛湿

▲ 食用禁忌

①小麦不宜与蜂蜜同食，否则容易引起身体不适。

②小麦不宜与碱同食，碱容易破坏小麦中的维生素。

③小麦不宜油炸，否则会破坏小麦中的营养素。

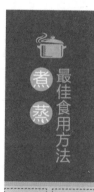

最佳食用方法

煮 蒸

谷 类

小麦

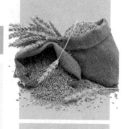

《本草纲目》小麦『陈者煎汤饮，止虚汗』。

保健养生食谱

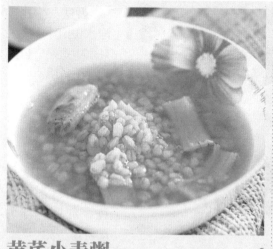

做法：①黄芪用清水洗净，切小段备用；小麦用清水洗净备用。

②将黄芪与小麦一同放进锅内，加入适量清水，大火煮开后，转中火煮成粥。

③加入冰糖，拌匀即可。

功效：降低血压、祛湿。

黄芪小麦粥

🗸 **材料**：黄芪10克，小麦50克

🥄 **调料**：冰糖适量

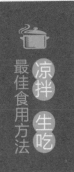

凉拌·生吃 最佳食用方法

水|果

苹果

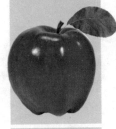

津』。《本草纲目》苹果『炖膏食之生

养生保健功效

①**降低胆固醇。**苹果中的胶质和微量元素铬能保持血糖的稳定，降低胆固醇。

②**降低血压。**苹果中含有较多的钾，能与人体过剩的钠盐结合，使之排出体外。有利于平衡体内电解质，具有降低血压的作用。

③**预防癌症。**苹果中的多酚有助于抑制癌细胞的增殖。

最佳营养搭配

苹果＋牛奶 ✅ 防癌抗癌、生津除热

苹果＋银耳 ✅ 润肺止咳

苹果＋花豆 ✅ 养心安神

食用禁忌

①苹果不宜与白萝卜同食，否则容易导致甲状腺肿大。

②苹果不宜与胡萝卜同食，否则会破坏其中的维生素C。

③苹果不宜与海鲜同食，否则容易引起腹痛、恶心、呕吐。

保健养生食谱

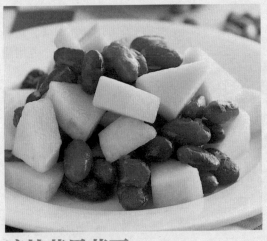

凉拌苹果花豆

🥄 **材料：**苹果100克，花豆120克

🥄 **调料：**红糖15克，柠檬汁3克

🍲 **做法：**①花豆泡水8小时，放入开水中煮熟，再捞起沥干备用。

②苹果削皮，洗净，切丁，放入500毫升水，倒入柠檬汁备用。

③捞出苹果丁，放入盘中，加入花豆、红糖，拌匀即可。

🥦 **功效：**养心安神、开胃。

🔔 养生保健功效

①**防辐射**。梨具有防辐射的作用，因为梨成熟过程中需要大量日射，能有效吸收阳光中的射线。

②**养肺**。梨有助于降低感冒概率。此外，常吃梨可改善呼吸系统和肺功能，降低灰尘和烟尘对肺的影响。

③**降压**。梨可缓解冠心病、高血压等患者出现的头晕目眩、心悸耳鸣等症状。

🧴 最佳营养搭配

梨 + 猪肺 ✅ 清热润肺、助消化

梨 + 蜂蜜 ✅ 缓解咳嗽

梨 + 黄瓜 ✅ 滋阴清热

🥦 食用禁忌

①梨不宜与螃蟹同食，否则容易引起腹泻，损伤肠胃。

②梨不宜与开水同食，否则容易刺激肠胃，导致腹泻。

③梨不宜与白萝卜同食，否则容易诱发甲状腺肿大。

保健养生食谱

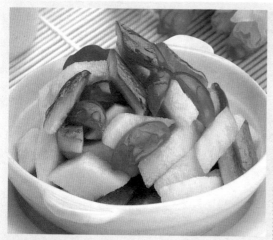

做法：①雪梨去皮、核，洗净切块；黄瓜、西红柿均洗净，切块。

②将雪梨、黄瓜、西红柿装盘。

③再放入果酱，拌匀即可。

功效：滋阴清热、润肺。

果酱雪梨

材料：雪梨、西红柿各2个，黄瓜70克

调料：果酱适量

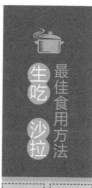

最佳食用方法

生吃 沙拉

水 果

梨

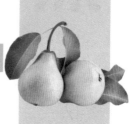

《本草纲目》梨『润肺清心，消痰降火，解疮毒、酒毒』。

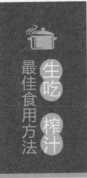

最佳食用方法

生吃 榨汁

水 果

香蕉

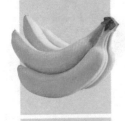

《本草纲目》香蕉「止渴润肺解酒，清脾滑肠」。

🔔 养生保健功效

①预防高血压。香蕉含大量的钾，有助于身体排出过多的钠离子，降低血压。

②增强免疫力。多吃香蕉可增加体内白细胞，改善免疫系统的功能，增强人体抗癌的能力。

③通便。香蕉含有大量纤维，可刺激肠胃蠕动，帮助排便。

④减肥。香蕉中淀粉含量很高，很容易让肠胃有饱足感，有助于减肥。

🥄 最佳营养搭配

香蕉 + 蜂蜜 ✅ 润肠通便、养颜

香蕉 + 牛奶 ✅ 提高人体对维生素B_{12}的吸收

香蕉 + 川贝母 ✅ 清热生津、润肺滑肠

🌱 食用禁忌

①香蕉不宜与芋头同食，否则容易导致腹胀。

②没有熟透的香蕉含较多鞣酸，对消化道有收敛作用，会抑制胃肠液分泌并抑制胃肠蠕动，加重便秘。

保健养生食谱

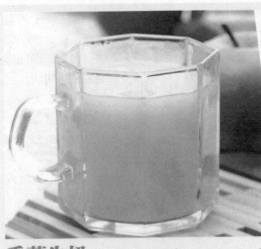

🍳 做法：①将香蕉去皮，切成段。②将香蕉、牛奶、白糖一起放入榨汁机中，搅打成汁。③将香蕉牛奶倒入杯中，即可品饮。

💎 功效：润肠通便、养颜。

香蕉牛奶

🥢 材料：香蕉1根，牛奶50克

🥄 调料：白糖50克

🔺 养生保健功效

①**清热解暑，除烦止渴。**西瓜中含有大量的水分，有助于改善急性热病发烧、口渴汗多、烦躁。

②**美容作用。**用西瓜汁洗脸，有美白皮肤的作用；将西瓜皮贴于面部有斑处，有助于淡化色斑。

③**利咽消肿。**以西瓜为原料的西瓜霜有消炎退肿的功效，将其吹敷患处，可缓解咽喉肿痛、口舌生疮等症状。

🔳 最佳营养搭配

西瓜 + 冬瓜 ✅ 缓解暑热烦渴、尿浊等症

西瓜 + 西红柿 ✅ 滋阴、开胃

西瓜 + 鳝鱼 ✅ 补虚损、祛风湿

🌱 食用禁忌

①西瓜不宜与羊肉搭配食用，否则会引起腹胀、腹泻等不适症状。

②从冰箱中取出的西瓜最好不要马上食用，否则会因为过于寒凉而损伤脾胃。

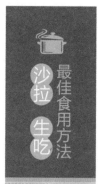

最佳食用方法

沙拉 生吃

水 果

西瓜

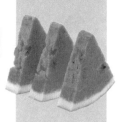

《本草纲目》西瓜「消烦止渴，解暑热，疗喉痹，宽中下气……解酒毒」。

保健养生食谱

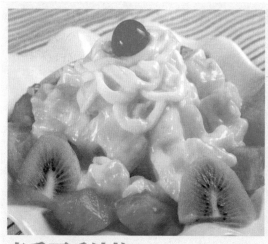

奇香西瓜沙拉

🍴 **材料：**苹果1个，猕猴桃、西红柿、西瓜各适量

🥄 **调料：**酸奶、沙拉酱各30克

🍲 **做法：**①西瓜、西红柿洗净，切小块；猕猴桃去皮，洗净切片；苹果洗净，切成丁。

②将苹果放入碗内，加沙拉酱拌匀，倒入盘中。

③放入猕猴桃、西瓜，淋入酸奶，放入西红柿拌匀即可。

🌸 **功效：**滋阴补虚、开胃。

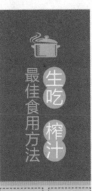

生吃 榨汁
最佳食用方法

水 果

橙子

《本草纲目》橙子『宽胸利气，解酒』。

☝ 养生保健功效

①**补充体力。**橙汁中富含果糖，能迅速补充体力，而含量高达85%的水分有助于解渴提神。

②**催眠、驱蚊。**用平纹细布包裹橙皮制成香包，放在枕头旁不仅有催眠功效，还能驱蚊。

③**软化血管。**橙子含有的橙皮苷成分能软化血管、降低血脂，日常食用可预防心血管系统疾病。

☐ 最佳营养搭配

橙子＋奶油 ✅ 降低人体对胆固醇的吸收

橙子＋蜂蜜 ✅ 可治胃气不和、呕逆少食

橙子＋香蕉 ✅ 美容养颜、健胃养胃

🥦 食用禁忌

①橙子不宜与黄瓜同食，否则会破坏维生素C。

②橙子不宜与牛奶同食，否则会影响消化。

保健养生食谱

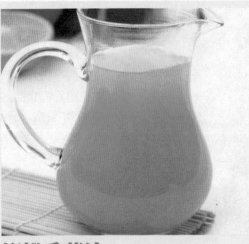

柳橙香蕉汁

Ⅴ **材料：**香蕉1根，橙子1个

🍲 **做法：**①将橙子洗净，去皮，切块，榨汁；将香蕉去皮，切成小段。②把橙汁、香蕉、冷开水分别放入榨汁机中，搅打均匀即可。

🥦 **功效：**美容养颜、健胃。

🥣 养生保健功效

①**预防高血压**。橘皮苷可以加强毛细血管的韧性，扩张心脏的冠状动脉，有降血压的作用，故橘子是预防高血压、冠心病和动脉硬化的食品。

②**美容作用**。橘子中富含维生素C与柠檬酸，前者具有美容作用，后者则具有消除疲劳的作用。

③**通便、降低胆固醇**。橘子内侧薄皮含有膳食纤维及果胶，可通便，并且可以降低胆固醇。

🍵 最佳营养搭配

橘子 + 生姜 ✔ 预防感冒

橘子 + 苹果 ✔ 提高人体对维生素的吸收

橘子 + 红枣 ✔ 可缓解消化不良

💎 食用禁忌

①橘子不宜与白萝卜同食，否则容易引发甲状腺肿大。

②橘子不宜与兔肉同食，否则容易导致腹泻，损伤肠胃。

③橘子不宜与牛奶同食，否则会影响蛋白质的消化吸收。

保健养生食谱

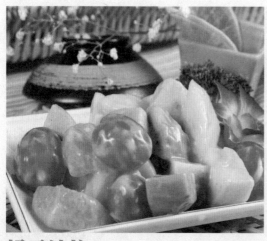

橘子沙拉

🍴 **材料**：猕猴桃、苹果、橘子各1个，西红柿20克

🥄 **调料**：沙拉酱适量

🍳 **做法**：①猕猴桃、苹果均去皮，洗净切块；橘子去皮，掰成瓣；西红柿去蒂，洗净。

②将猕猴桃、苹果、橘子、西红柿放入盘中。

③放入沙拉酱，拌匀即可。

💎 **功效**：美容养颜、抗衰老。

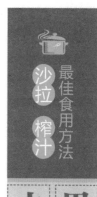

最佳食用方法

沙拉 榨汁

水 果

橘子

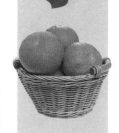

《本草纲目》橘子『气味甘、酸，性温，无毒。甘者润肺，酸者聚痰（藏器）。止消渴，开胃，除胸中隔气（大明）』。

生吃 炒 榨汁 最佳食用方法

水 果

桃子

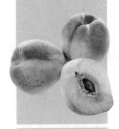

《本草纲目》桃子『养肝气』。

▲ 养生保健功效

①**利尿消肿**。桃子中含有的萘酚有利尿作用，有助于清水气、消肿，适用于黄疸、淋证等多种病症。

②**助消化**。桃子中含较多的有机酸和膳食纤维，能促进肠胃蠕动，加速新陈代谢，有助于消化。

③**预防贫血**。桃子含铁量高，有预防缺铁性贫血的作用。

④**排毒、美颜**。桃子中含有丰富的铁和果胶，能清除体内废物，补血健脾，常吃可使皮肤细腻洁白，脸颊红润。

最佳营养搭配

桃子 + 牛奶 ✔ 可滋养皮肤

桃子 + 茶叶 ✔ 敛汗、止血

桃子 + 白糖 ✔ 滋阴润燥

食用禁忌

①桃子与蟹不宜同食，否则会影响人体对蛋白质的吸收。

②桃子与白酒不宜同食，否则容易导致头晕。

③桃子与白萝卜不宜同食，否则会破坏维生素。

保健养生食谱

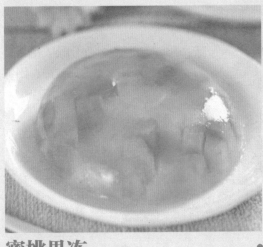

蜜桃果冻

∨ **材料**：蜜桃1个

调料：果冻粉10克，白糖适量

做法：①将蜜桃洗净，去皮、核，切丁。

②将少量热水加入果冻粉内，再加入白糖，充分搅拌后加入桃丁，让其自然冷却。

③待冷后放入冰箱中，冻至凝固后倒出即可。

功效：滋阴润燥、开胃。

▲ 养生保健功效

①**抗贫血。**葡萄中含维生素B_{12}，有抗恶性贫血的作用。

②**抗毒杀菌。**葡萄中含有天然的聚合苯酚，能与病毒或细菌中的蛋白质化合，使之失去传染疾病的能力，常食葡萄对脊髓灰白质病毒及其他一些病毒有良好的杀灭作用。

③**缓解过敏。**葡萄皮中的白藜芦醇能抑制发炎物质的扩散，可有效缓解过敏症状。

🍶 最佳营养搭配

葡萄 + 薏米 ✅ 健脾利湿

葡萄 + 甘蔗 ✅ 缓解声音嘶哑

葡萄 + 橙子 ✅ 预防贫血、排毒养颜

🍀 食用禁忌

①葡萄不宜与开水同食，否则会引起腹胀。

②葡萄不宜与白萝卜同食，否则容易引起甲状腺肿大。

③葡萄不宜与虾同食，否则会刺激胃、肠道。

保健养生食谱

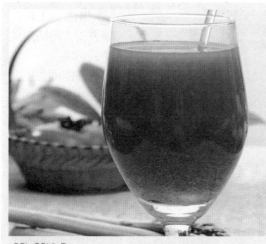

葡萄汁

🍷 **材料：**葡萄1串，葡萄柚半个

🥄 **调料：**白糖少许

🥢 **做法：**①将葡萄柚去皮；葡萄用清水清洗干净，去籽备用。②将葡萄柚和葡萄一起切成适当大小的小块，然后放入榨汁机中搅打成汁。③用滤网把汁滤出来，再加少许白糖，搅拌均匀，即可饮用。

🥦 **功效：**补血养颜、排毒瘦身。

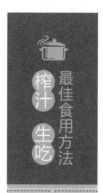

最佳食用方法

榨汁 生吃

水 | 果

葡萄

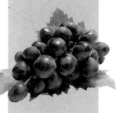

《本草纲目》葡萄「益气倍力强志，令人肥健，耐饥忍风寒。久食，轻身不老延年」。

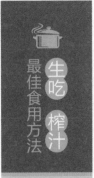

生吃 榨汁

最佳食用方法

水 果

菠萝

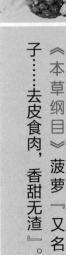

《本草纲目》菠萝『又名番娄子……去皮食肉，香甜无渣』。

养生保健功效

①**美容**。菠萝中富含的维生素B能有效滋养肌肤，防止皮肤干裂，滋润头发，还有助于缓解身体的紧张感，增强机体的免疫力。

②**预防脂肪沉积**。菠萝能促进血液循环，降低血脂，预防脂肪沉积。

③**开胃消食**。菠萝中含有的菠萝蛋白酶能有效分解食物中的蛋白质，从而起到促进肠胃蠕动、促进消化和吸收的作用。

最佳营养搭配

菠萝 + 沙田柚 ✅ 清肠、排便

菠萝 + 鸡肉 ✅ 补虚添精、温中益气

菠萝 + 猪肉 ✅ 促进蛋白质的吸收

食用禁忌

①菠萝不宜与牛奶同食，否则会影响对营养物质的消化吸收。

②菠萝不宜与白萝卜同食，否则容易破坏维生素。

③患有胃溃疡、糖尿病和凝血功能障碍者不宜食用菠萝。

保健养生食谱

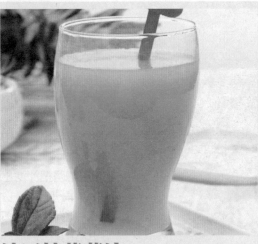

沙田柚菠萝汁

🥤 **材料**：菠萝50克，沙田柚100克

🍯 **调料**：蜂蜜少许

🍲 **做法**：①将菠萝去皮，用清水洗净，切块。

②将沙田柚去皮，再去籽，然后切成小块。

③将准备好的材料搅打成汁，加蜂蜜拌匀。

🥦 **功效**：清肠、排便。

🔔 养生保健功效

①**醒酒**。酒后头昏不适时，将鲜草莓洗净后一次服完，有助于醒酒。

②**美白牙齿**。草莓中含有的苹果酸作为一种收敛剂，与发酵粉混合时会有氧化作用，可以去除咖啡、红酒和可乐在牙齿表面留下的污渍。

③**疗脓排疮**。草莓含有多种有机酸、维生素及矿物质，外敷疮疖患处，可凉血解毒、排脓生肌。

📋 最佳营养搭配

草莓 + 红糖 ✅ 利咽润肺

草莓 + 牛奶 ✅ 滋补、美白护肤

草莓 + 哈密瓜 ✅ 增强免疫力

🍃 食用禁忌

①草莓与樱桃不宜同食，否则容易上火。

②草莓与牛肝不宜同食，否则会破坏维生素C。

③草莓与绿豆不宜同食，否则会破坏营养成分。

保健养生食谱

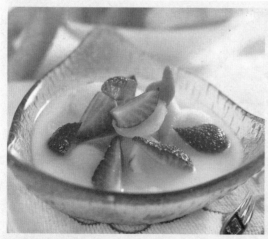

草莓活力点心

🍴 **材料**：油桃1个，苹果50克，梨50克，草莓30克，胡萝卜20克，哈密瓜10克，牛奶300克

🍲 **做法**：①油桃、梨分别洗净去皮、核，切块；苹果去皮，洗净，切块。

②草莓、胡萝卜、哈密瓜分别洗净；草莓、胡萝卜分别切块；哈密瓜去皮切块。

③将所有材料放入碗中，再倒入牛奶即可。

🥦 **功效**：滋补、美白护肤。

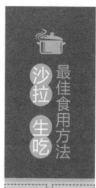

最佳食用方法 沙拉 生吃

水 果

草莓

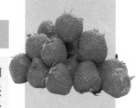

《本草纲目》草莓可以『润肺、健脾、补血、益气』。

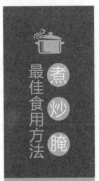

煮 炒 腌 最佳食用方法

蔬 菜

白菜

《本草纲目》白菜「可解热除烦、通利肠胃」。

🍽 养生保健功效

①增强免疫力。白菜中富含膳食纤维，不仅能促进肠道蠕动，稀释肠道毒素，常食还可以增强人体抗病能力，降低胆固醇。

②护肤养颜。白菜中含有丰富的维生素C，常食有护肤养颜的效果。

③促进发育。白菜中所含的锌高于肉类和蛋类，有促进幼儿生长发育的作用。

④润肠。白菜中含有丰富的膳食纤维，不但有润肠、促进排毒的作用，而且能刺激肠胃蠕动，促进大便排泄，帮助消化。

🍶 最佳营养搭配

白菜 + 枸杞子 ✅ 补充营养、美容养颜

白菜 + 鲤鱼 ✅ 改善妊娠水肿

白菜 + 黄豆 ✅ 防止乳腺癌

🥦 食用禁忌

①白菜不宜与兔肉、黄瓜同食，否则容易降低其营养价值。

②腐烂的白菜含有亚硝酸盐等毒素，食后可使人体严重缺氧甚至有生命危险。

保健养生食谱

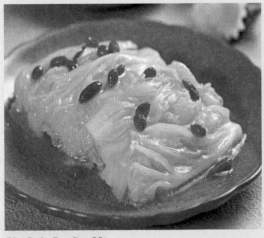

枸杞大白菜 ·········●

🍴 材料：大白菜500克，枸杞子20克

🥄 调料：盐3克，鸡精3克，上汤适量，水淀粉15克

🍲 **做法：**①将大白菜洗净切片；枸杞子入清水中浸泡后洗净。

②锅中倒入上汤煮开，放入大白菜煮至软，捞出，放入盘中。

③汤中放入枸杞子，加盐、鸡精调味，勾芡，浇淋在大白菜上即成。

🥦 **功效：**美肤养颜、增强免疫力。

🍲 养生保健功效

①**缓解溃疡**。包菜中含有维生素U，可有效预防溃疡。

②**排毒瘦身**。包菜中含有的热量和脂肪很低，但维生素、膳食纤维和微量元素的含量却很高，能促进肠胃蠕动，帮助身体排出垃圾，起到瘦身减肥的作用。

③**补血养颜**。包菜富含叶酸，适合孕妇、贫血患者食用，是妇女的重要美容品。

🏺 最佳营养搭配

包菜+西红柿 ✅ 益气生津

包菜+黑木耳 ✅ 健胃补脑

包菜+猪肉 ✅ 补充营养、通便

🥦 食用禁忌

①包菜不宜与动物肝脏同食，否则容易损失营养成分。

②包菜不宜与黄瓜同食，否则会降低其营养价值。

③包菜不宜与兔肉同食，否则容易引起腹泻。

保健养生食谱

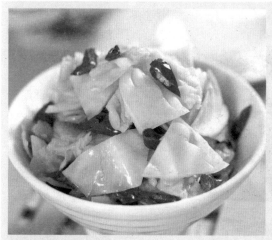

炝炒包菜

🍴 **材料**：包菜300克，干辣椒10克

🥄 **调料**：盐4克，醋6克，味精3克，植物油适量

🍲 **做法**：①包菜洗净，切成三角块状；干辣椒洗净剪成小段。

②锅上火，加油烧热，下入干椒段炝炒出香味。

③下入包菜块，炒熟后，再加入调味料炒匀即可。

🥦 **功效**：养颜、开胃消食。

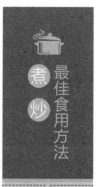

煮 炒 最佳食用方法

蔬 菜

包菜

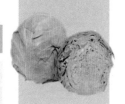

《本草纲目》包菜『补骨髓，利五脏六腑，利关节，通经络结气……壮筋骨』。

煮 拌
最佳食用方法

蔬 菜

菠菜

《本草纲目》菠菜『通血脉，开胸膈，下气调中，止渴润燥』。

🍲 养生保健功效

①**预防骨质疏松**。菠菜中富含维生素K，可预防骨质疏松。

②**通肠导便**。菠菜中含有大量膳食纤维，能促进肠道蠕动，利于排便，且能促进胰腺分泌，有助消化。

③**有助延缓衰老**。菠菜中含有微量元素及膳食纤维，能促进人体新陈代谢，有延缓衰老的作用。

④**缓解贫血**。菠菜中含有丰富的铁质，对缺铁性贫血有较好的辅助治疗作用。

🧴 最佳营养搭配

菠菜 + 鸡血 ✅ 保肝护肾

菠菜 + 鸡蛋 ✅ 预防贫血、营养不良

菠菜 + 枸杞子 ✅ 补血养颜、抗衰老

🥦 食用禁忌

①菠菜不宜与大豆同食，否则会损害牙齿。

②菠菜不宜与牛肉同食，否则会降低其营养价值。

③菠菜不宜与黄豆同食，否则会影响人体对钙的吸收。

保健养生食谱

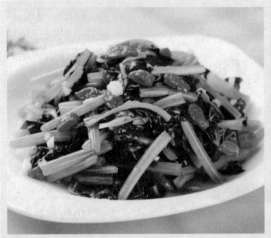

枸杞拌菠菜 ⋯⋯⋯⋯⋯

🥬 **材料**：菠菜230克，枸杞子20克

🥄 **调料**：蒜末少许，盐2克，鸡精2克，蚝油10克，香油3克，食用油适量

🍲 **做法**：①菠菜洗净，去根部，切段；枸杞子洗净，浸泡片刻。

②锅中注入适量清水烧开，淋入少许食用油，倒入菠菜焯水，捞出沥干。

③把焯好的菠菜倒入碗中，放入蒜末、枸杞子、盐、鸡精、蚝油、香油，搅拌至食材入味，装入盘中。

🥦 **功效**：抗衰老、补血。

☁ 养生保健功效

①**防癌抗癌**。油菜中富含胡萝卜素，可预防癌症。

②**排毒瘦身**。油菜有助于增强肝脏的排毒能力，可减轻肝脏负担；油菜还具有畅通肠道的作用，可加速体内宿便的排出。

③**美容**。油菜中含有丰富的钙、维生素C等，对防止皮肤过度角化大有裨益。

☁ 最佳营养搭配

油菜 + 黑木耳 ✔ 平衡营养

油菜 + 豆腐 ✔ 清肺止咳

油菜 + 蘑菇 ✔ 抗衰老

☁ 食用禁忌

①油菜不宜与螃蟹同食，否则会引起中毒。

②油菜不宜与黄瓜同食，否则会破坏其中的维生素C。

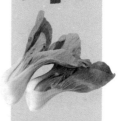

蔬 菜

油菜

最佳食用方法

煮 炒

《本草纲目》油菜『治产后血风及瘀血……散血消肿』。

保健养生食谱

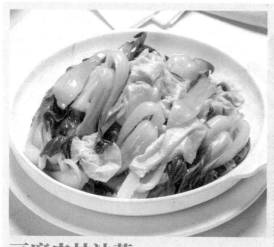

豆腐皮炒油菜

☁ **做法**：①将油菜洗净，入沸水锅中余水至熟；豆腐皮洗净，切段。

②炒锅置火上，加油烧热，放入豆腐皮滑炒，再加入油菜同炒至熟。

③调入盐和鸡精调味，起锅装盘即可。

☁ **功效**：排毒瘦身、增强免疫力。

▼ **材料**：油菜300克，豆腐皮150克

☁ **调料**：盐3克，鸡精1克，植物油适量

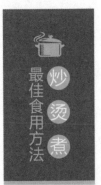

炒烫煮 最佳食用方法

蔬菜

生菜

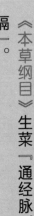

《本草纲目》生菜『通经脉，开胸膈』。

🍲 养生保健功效

①**减肥瘦身**。生菜中膳食纤维和维生素C含量较高，可消除多余脂肪，有助于减肥瘦身。

②**降低胆固醇**。生菜叶中含有莴苣素，能降脂、降胆固醇。

③**抑制病毒**。生菜中含有干扰诱生剂，可以刺激人体细胞产生干扰素，从而产生抗病毒蛋白，抑制病毒。

④**补充维生素**。生菜热量低，并且含有大量水分，适合缺乏维生素的人食用。

🫙 最佳营养搭配

生菜 + 猪肝 ✅ 补充全面的营养

生菜 + 豆腐 ✅ 减肥健美

生菜 + 兔肉 ✅ 促进消化吸收

🥦 食用禁忌

①生菜不宜与蜂蜜同食，否则容易导致腹泻。

②生菜中的维生素C在高温下易流失，所以在烹饪时要尽量减少烹饪时间，以保留营养成分。

保健养生食谱

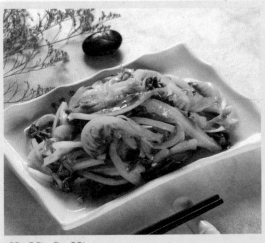

蒜蓉生菜

🥗 **材料**：生菜500克，蒜蓉10克

🥄 **调料**：盐、味精、鸡精、植物油各适量

🍲 **做法**：①将生菜清洗干净备用。②将炒锅洗净，加适量水，放入盐、植物油，下生菜氽水，捞出再用冷水冲凉。③在锅内下适量油烧热，下入蒜蓉炒香后，下入生菜、盐、味精、鸡精。炒熟后起锅装入盘中即可。

🥦 **功效**：清热解毒、瘦身。

🍲 养生保健功效

①**降低血压**。芹菜中的芹菜素有很好的降压作用。

②**醒酒保胃**。芹菜属于高纤维食物，可以促进消化，再通过芹菜的利尿功能，把胃部的酒精通过尿液排出体外，以此缓解胃部的压力，起到醒酒保胃的作用。

③**净化血液**。芹菜中含有丰富的无机盐和维生素，可以促进体内废物的排泄，并且能够净化血液。

④**利尿消肿**。芹菜含有利尿成分，可消除体内水钠潴留。

🍯 最佳营养搭配

芹菜 + 西红柿 ✅ 降低血压

芹菜 + 核桃 ✅ 美容养颜、抗衰老

芹菜 + 虾 ✅ 利尿、降低血压

🌱 食用禁忌

①芹菜不宜与南瓜同食，否则会引起腹胀、腹泻。

②芹菜不宜与兔肉同食，否则会导致脱发。

③芹菜不宜与甲鱼同食，否则会引起中毒。

保健养生食谱

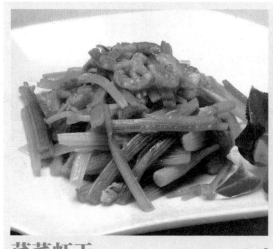

芹菜虾干

🍴 **材料**：芹菜250克，虾干50克

🥄 **调料**：盐3克，植物油适量

🍲 **做法**：①芹菜择去老叶，用清水洗净，切成3～4厘米长条。

②虾干洗净，浸入水中。

③锅中加2大匙油，烧热，放入芹菜及虾干，炒拌均匀，加入盐，炒匀即可。

🥦 **功效**：利尿、降低血压。

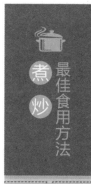

煮 炒 最佳食用方法

蔬 菜

芹菜

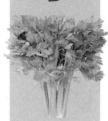

《本草纲目》『旱芹，其性滑利。』

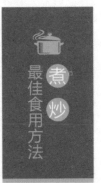

煮 炒 最佳食用方法

蔬 菜

苋菜

《本草纲目》苋菜『治翳、明目、利大小便』。

🍲 养生保健功效

①**清热解毒**。苋菜性凉味甘，有清热利湿、清肝解毒的功效，对湿热所致的赤白痢疾、肝火上炎所致的目赤目痛、咽喉红肿等症，均有一定的辅助治疗作用。

②**增强造血功能**。苋菜含有丰富的铁、钙和维生素K，可以促进凝血，增加人体的血红蛋白含量并提高携氧能力，促进造血。

③**促进儿童生长发育**。苋菜中含有高浓度的赖氨酸，可补充谷物氨基酸组成的缺陷，适宜婴幼儿和青少年食用。

🍶 最佳营养搭配

苋菜 + 猪肝 ✅ 增强人体免疫力

苋菜 + 猪肉 ✅ 治疗慢性尿道疾病

苋菜 + 鸡蛋 ✅ 滋阴润燥

🥦 食用禁忌

①苋菜不宜与牛奶同食，否则会影响人体对钙的吸收。

②苋菜食用前最好先用开水焯一下，以去除苋菜中所含的植酸以及菜上的农药。

保健养生食谱

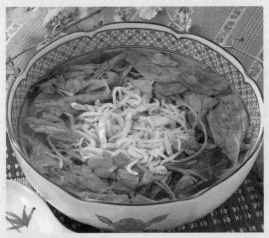

🍲 做法：①将苋菜洗净，切成段；银鱼洗净，切丝；瘦肉洗净，切末。②将苋菜、银鱼、瘦肉末放入锅中加水煮熟，加入适量盐即可。

🥦 功效：清热解毒、补中益气。

银鱼苋菜羹

🥄 材料：苋菜200克，银鱼200克，瘦肉20克

🥢 调料：盐适量

🔺 养生保健功效

①减肥瘦身。空心菜中含有大量的纤维素，可以促进肠道蠕动，加速排便，达到减肥瘦身的效果。

②杀菌消炎。空心菜中含有的果胶能使体内毒素加速排泄，其所含的木质素能提高巨噬细胞吞噬细菌的活力，可用于缓解疮疡。

🥫 最佳营养搭配

空心菜 + 白萝卜 ✅ 治肺热、咳嗽
空心菜 + 尖椒 ✅ 解毒降压
空心菜 + 鸡蛋 ✅ 滋阴养心

🌿 食用禁忌

①空心菜不宜与牛奶同食，否则容易影响人体对钙的吸收。

②空心菜中含钾较高，有很好的降血压作用，低血压患者要少吃。

炒 煮 最佳食用方法

蔬 菜

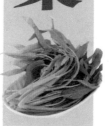

空 心 菜

《本草纲目》空心菜『治肠胃热，大便结』。

保健养生食谱

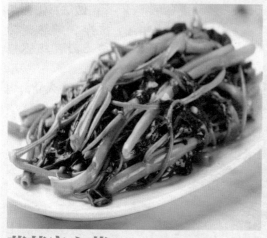

蒜蓉空心菜

🔺 **材料**：空心菜300克，蒜末少许

🥄 **调料**：盐、鸡粉各2克，植物油适量

🍲 **做法**：①空心菜洗净，切成小段，装入盘中。

②用油起锅，放入蒜末爆香，倒入切好的空心菜，用大火翻炒，转中火，加盐、鸡粉。

③快速翻炒片刻，至食材入味，关火后盛出炒好的食材，装入盘中。

🥦 **功效**：杀菌、瘦身。

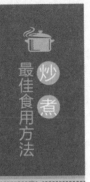

炒煮最佳食用方法

蔬菜

韭菜

《本草纲目》韭菜『煮食归肾壮阳，止泄精，暖腰膝』。

🍲 养生保健功效

①**开胃消食。** 韭菜中含有挥发性精油、硫化物等特殊成分，能散发出一种独特的辛香气味，有助于疏调肝气，增进食欲，增强消化功能。
②**增强免疫力。** 韭菜的独特辛香味是其所含的硫化物形成的，这些硫化物有一定的杀菌消炎作用，有助于人体提高自身免疫力。
③**防治便秘。** 韭菜中含有大量维生素和膳食纤维，能促进胃肠蠕动，防治便秘，预防肠癌。

🍶 最佳营养搭配

韭菜 + 黄豆芽 ✅ 排毒瘦身
韭菜 + 豆腐 ✅ 缓解便秘
韭菜 + 鸡蛋 ✅ 补肾、止痛

🥦 食用禁忌

①韭菜不宜与白酒同食，否则容易引起上火。
②多食韭菜会上火而且不易消化，因此阴虚火旺、有眼病和胃肠虚弱的人不宜多食。

保健养生食谱

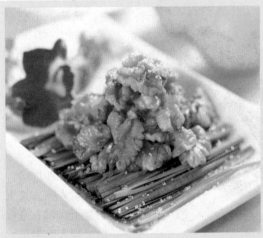

核桃仁拌韭菜

🍴 **做法：** ①韭菜洗净，焯熟，切成小段；核桃仁洗净。
②锅内放入油，烧至五成热时下入核桃仁炸成浅黄色捞出备用。
③在另一只碗中放入韭菜、白糖、白醋、盐、香油拌匀，浇在核桃仁上拌匀装盘即成。

🍴 **功效：** 增强抵抗力。

🥄 **材料：** 核桃仁300克，韭菜150克
🥄 **调料：** 白糖10克，白醋3克，盐4克，香油8克，植物油适量

▲ 养生保健功效

①**开胃消食**。茼蒿中含有具有特殊香味的挥发油，有助于宽中理气，消食开胃。

②**提神醒脑**。茼蒿有蒿之清香、菊之甘香，有助于养心安神、提神健脑。

③**润肺化痰**。茼蒿气味芳香，有助于消痰开郁，避秽化浊。

④**降低血压**。茼蒿中含有一种挥发性的精油，以及胆碱等物质，有助于降低血压。

⬛ 最佳营养搭配

茼蒿＋鸡蛋 ✅ 有利于人体对维生素A的吸收

茼蒿＋蜂蜜 ✅ 润肺止咳

茼蒿＋猪心 ✅ 开胃消食

🌿 食用禁忌

①茼蒿不宜与西瓜同食，否则会引起腹泻。

②茼蒿不宜与牛肝同食，否则会降低其食疗功效。

③茼蒿不宜与胡萝卜同食，否则会破坏维生素C。

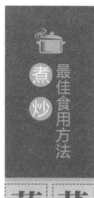

煮 炒　最佳食用方法

蔬 菜

茼蒿

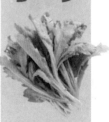

保健养生食谱

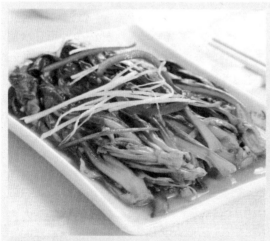

清炒蒜蓉茼蒿

🍴 **材料**：茼蒿400克

🥄 **调料**：盐3克，蒜、生姜、红椒、植物油各适量

🍲 **做法**：①将茼蒿择洗干净；蒜去皮洗净，切碎；红椒、生姜分别洗净切丝。

②净锅上火，倒油烧热，放入蒜末爆香。

③再放入茼蒿、生姜丝、红椒丝，调入盐，翻炒至熟即可食用。

🌿 **功效**：润肺止咳、化痰。

《本草纲目》茼蒿『利肠胃，通血脉，除膈中臭气』。

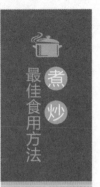

煮 炒
最佳食用方法

蔬 菜

西红柿

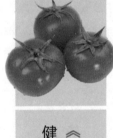

《本草纲目》西红柿『生津止渴，健胃消食。治口渴，食欲不振』。

☁ 养生保健功效

①**开胃消食**。西红柿中含有苹果酸，有助于人体胃液对脂肪、蛋白质的消化，因此有开胃消食的功效。

②**美容养颜**。西红柿中含胡萝卜素、维生素C、维生素B_3等成分，维生素B_3能维持胃液的正常分泌，促进红细胞的形成，有利于保持血管壁的弹性，保护皮肤。

③**降压降脂**。西红柿中含有维生素C、芦丁、西红柿红素及果酸，有助于降低血胆固醇，降低血压。

🍯 最佳营养搭配

西红柿 + 芹菜 ✅ 降压、健胃消食
西红柿 + 蜂蜜 ✅ 补血养颜
西红柿 + 花菜 ✅ 预防心血管疾病

🌱 食用禁忌

①西红柿不宜与红薯同食，否则容易引起呕吐、腹痛、腹泻。
②西红柿不宜久煮，烧煮时加醋，能破坏其中的有害物质番茄碱。

保健养生食谱

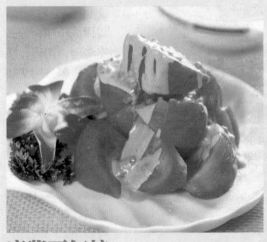

麻酱西红柿

🥄 **材料**：西红柿2个，芝麻酱50克
🥄 **调料**：盐4克，白糖少许

🍲 **做法**：①西红柿洗净，用开水稍烫西红柿表面去皮，切成厚块，码在盘中。
②芝麻酱用水调开，水要一点一点地加入，不断搅拌，调至浓稠时加盐和糖拌匀。
③将调好的芝麻酱均匀地浇淋在西红柿块上即可。

🥦 **功效**：开胃消食、美容护肤。

♨ 养生保健功效

①**抗衰老。**土豆中含有丰富的B族维生素和优质纤维素，有助于延缓衰老。

②**预防脑卒中。**土豆与其他富含钾元素的食物如香蕉、杏、桃一样，能减少脑卒中的发病率。

③**预防胃溃疡。**土豆中含有的抗菌成分有助于预防胃溃疡，而且不会造成抗药性。

④**预防高血压。**土豆中富含钾元素，可以有效地预防高血压。

🫙 最佳营养搭配

土豆 + 豆角 ✅ 除烦润燥

土豆 + 醋 ✅ 有利于分解有毒物质

土豆 + 茄子 ✅ 预防高血压

🍃 食用禁忌

①土豆不宜与石榴同食，否则容易引起中毒。

②土豆不宜与柿子同食，否则容易导致消化不良。

③发芽、皮带绿色、腐烂的土豆不能吃，以防中毒。

保健养生食谱

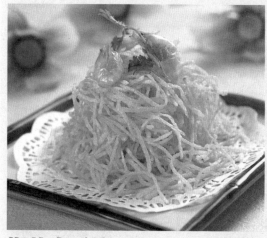

椒盐土豆丝

Ⅴ **材料：**土豆2个

调料：椒盐4克，葱10克，色拉油适量

🥢 **做法：**①土豆去皮洗净，切丝，漂水待用；葱洗净切段。

②炒锅置火上，下色拉油烧至七八成热，下入土豆丝炸至金黄色。

③撒上椒盐、葱段炒匀，出锅装盘即成。

💎 **功效：**抗菌、降低血压。

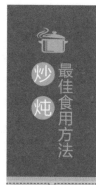

🍲 炒 炖 最佳食用方法

蔬 菜

土豆

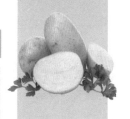

《本草纲目》土豆『其性平，味甘，无毒，能健脾和胃，益气调中』。

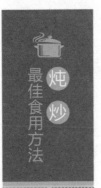

炖炒
最佳食用方法

蔬 菜

花菜

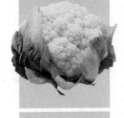

《本草纲目》花菜『久食大益
肾，填脑髓，利五脏六腑，利关
节……』。

🍽 养生保健功效

①**增强免疫力**。花菜的维生素C含量极高，能促进肝脏解毒，增强抗病能力，提高人体免疫力。

②**促进成长**。宝宝常吃花菜，可促进生长，维持牙齿及骨骼发育正常，保护视力，提高记忆力。

③**预防感染**。花菜中含有类黄酮，可预防感染，同时还有助于清除血管内的毒素。

🫙 最佳营养搭配

花菜＋蚝油 ✅ 健脾开胃

花菜＋胡萝卜 ✅ 防癌抗癌

花菜＋青椒 ✅ 补血养颜

🥦 食用禁忌

①花菜不宜与猪肝同食，否则容易阻碍人体对营养物质的吸收。

②花菜不宜与牛奶同食，否则容易降低其营养价值。

③花菜中含有少量导致甲状腺肿的物质，所以要搭配含碘高的食物一起吃。

保健养生食谱

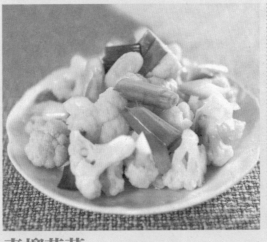

素熘花菜

🥬 **材料**：花菜300克，青蒜适量

🥄 **调料**：酱油、白糖、盐、醋、味精、香油、水淀粉、植物油各适量

🥄 **做法**：①花菜洗净，切成小块；青蒜洗净，切成段。②锅中加水烧沸，将花菜放入沸水中烫约2分钟，捞出。③锅中放油烧热，放入青蒜、花菜略炒，调入调味料，用水淀粉勾芡，淋入香油即可。

🥦 **功效**：提高记忆力。

🍲 养生保健功效

①**防癌抗癌。** 西蓝花中含有硒、维生素、胡萝卜素，可以起到防癌抗癌的作用，长期食用有助于减少乳腺癌、直肠癌及胃癌等癌症的发病率。

②**预防心脏病和脑卒中。** 西蓝花中含有大量的类黄酮，具有预防感染、清理血管、阻止胆固醇氧化、防止血小板凝结成块的功效，对减少心脏病、脑卒中发病率有一定帮助。

🍶 最佳营养搭配

西蓝花 + 胡萝卜 ✅ 预防消化系统疾病

西蓝花 + 西红柿 ✅ 防癌抗癌

西蓝花 + 枸杞子 ✅ 有利于人体对营养物质的吸收

🥦 食用禁忌

①西蓝花与牛奶不宜同食，否则会影响人体对钙的吸收。

②西蓝花与土豆不宜同食，否则会影响消化。

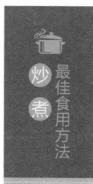

炒煮 最佳食用方法

蔬 菜

西蓝花

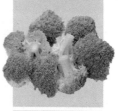

《本草纲目》「西蓝花，性凉，味甘，可补肾添精、健脑壮骨、补脾和胃。」

保健养生食谱

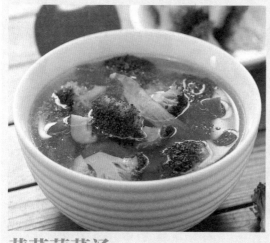

黄芪蔬菜汤

📋 **材料：** 黄芪15克，西蓝花300克，西红柿1个，香菇3朵

🥄 **调料：** 盐3克

🍲 **做法：** ①西蓝花切小朵，洗净，氽水；西红柿洗净，切块；香菇洗净，对切。②黄芪洗净，加4碗水煮开，转小火煮10分钟，再加入西红柿、香菇继续煮15分钟。③加入西蓝花，转大火煮滚，再加盐调味即可。

💎 **功效：** 增强免疫力。

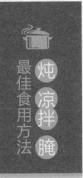

最佳食用方法

炖 凉拌 腌

蔬菜

白萝卜

🍲 养生保健功效

①**缓解便秘**。白萝卜中含有丰富的膳食纤维，能促进肠胃蠕动，缓解便秘，起到排毒的作用。

②**护肤养颜**。白萝卜中含有丰富的维生素C，能缓解皮肤老化，阻止色斑形成，保持皮肤白嫩。

③**开胃消食**。白萝卜中含芥子油、淀粉酶和膳食纤维，具有促进消化、增强食欲、加快胃肠蠕动的作用。

🫙 最佳营养搭配

白萝卜+紫菜 ✅ 清肺热、缓解咳嗽

白萝卜+豆腐 ✅ 促进吸收

白萝卜+羊肉 ✅ 降低血脂

🥦 食用禁忌

①白萝卜不宜与猪肝同食，否则会降低其营养价值。

②白萝卜不宜与黑木耳同食，否则容易引发皮炎。

《本草纲目》「白萝卜主治反胃、肺痿咳血、久嗽痰喘、遍体浮肿、便秘等症。」

保健养生食谱

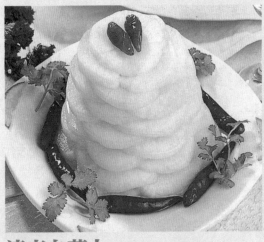

清爽白萝卜

🥬 **材料**：白萝卜400克，泡青椒2个，泡红椒50克

🥄 **调料**：盐、味精各3克，醋、香油各适量

🍳 **做法**：①白萝卜去皮，洗净，切成片。

②将泡青红椒、醋、香油、盐、味精加适量水调匀成味汁。

③将白萝卜置味汁中浸泡1天，摆盘即可。

💎 **功效**：护肤养颜、开胃。

▲ 养生保健功效

①**增强免疫力。**胡萝卜中所含的胡萝卜素能转变成维生素A，有助于增强机体免疫力。

②**降压、强心。**胡萝卜中所含的槲皮素、山柰酚能增加冠状动脉血流量，降低血脂，还有降压、强心等作用。

③**利膈宽肠。**胡萝卜中含有的植物纤维是肠道中的"充盈物质"，在肠道中体积容易膨胀，进而促进肠道蠕动，起到利膈宽肠的作用。

▣ 最佳营养搭配

胡萝卜+甘蔗 ✅ 养心润肺

胡萝卜+猪心 ✅ 缓解神经衰弱

胡萝卜+包菜 ✅ 预防癌细胞产生

▣ 食用禁忌

①胡萝卜不宜与白酒同食，否则容易损伤肝脏。

②胡萝卜不可过量食用，因为大量摄入胡萝卜素会影响肤色。

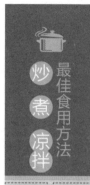

最佳食用方法

炒 煮 凉拌

蔬 菜

胡萝卜

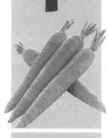

《本草纲目》胡萝卜"下气补中，利胸膈肠胃，安五脏，令人健食，有益无损"。

保健养生食谱

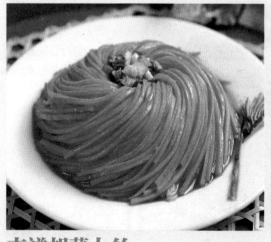

吉祥胡萝卜丝

材料：胡萝卜300克

调料：味精2克，酱油、醋、盐、辣椒油、香油、植物油各适量，葱花10克

🥢 **做法：**①将胡萝卜用清水洗净后，去头削皮，细切成丝，放置一旁。

②锅中入盐、味精、辣椒油、酱油、香油、醋，调煮成酱汁。

③胡萝卜入锅过油，盛起装入盘中，放上葱花，配上调好的酱汁食用。

🥄 **功效：**增强免疫力。

炒 凉拌 最佳食用方法

蔬 菜

苦瓜

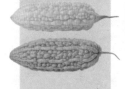
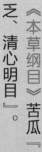
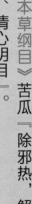

《本草纲目》苦瓜『除邪热，解劳乏、清心明目』。

🔺 养生保健功效

①**祛热解毒**。苦瓜能除邪热、解劳乏、清心明目，夏季食用，清凉消暑。此外，苦瓜有助于排除毒素，预防体内毒素堆积。

②**降低血糖**。苦瓜中含有促进胰岛素分泌的成分，因此有降低血糖的功效。

③**防癌抗癌**。苦瓜籽有助于阻止恶性肿瘤的生长，可防癌抗癌。

④**排毒瘦身**。苦瓜中所含的苦瓜素有助于消除人体多余的脂肪，对人体有排毒瘦身的功效，是减肥人士的最佳选择。

🧴 最佳营养搭配

苦瓜 + 茄子 ✅ 延缓衰老、益气壮阳

苦瓜 + 猪肝 ✅ 清热解毒、补肝明目

苦瓜 + 瘦肉 ✅ 促进人体对铁元素的吸收

🥦 食用禁忌

①苦瓜不宜与牛奶同食，否则不利于人体对营养物质的吸收。

②苦瓜适宜夏季食用，为清暑止渴的蔬菜，能预防中毒，但是苦瓜中含有草酸，会影响人体对钙的吸收，所以不能多吃。

保健养生食谱

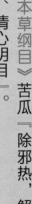

苦瓜拌芹菜

🥬 **材料**：苦瓜150克，西芹250克，红椒1个

🥄 **调料**：盐3克，鸡精2克，香油、食用油各少许

🍳 **做法**：①将苦瓜去籽洗净，切片；西芹洗净去叶，切菱形片；红椒洗净切片。

②苦瓜、芹菜分别于锅中余水至熟，捞出沥干水分。

③将苦瓜、芹菜、红椒片同装盘中，加入盐、鸡精、香油搅拌均匀，最后淋入热油即可。

🌿 **功效**：排毒解毒、降低血压。

🍲 养生保健功效

①**排毒瘦身**。黄瓜中所含的丙醇二酸可抑制糖类物质转变为脂肪，可起到排毒瘦身的作用。

②**美容护肤、抗衰老**。黄瓜中含有丰富的维生素E、黄瓜酶等，有很强的生物活性，可起到美容的作用。

③**预防便秘**。黄瓜中含有丰富的纤维素，可以促进大肠蠕动，促使大肠通便，有预防便秘的功效。

🛍️ 最佳营养搭配

黄瓜+大蒜 ✅ 排毒瘦身

黄瓜+黄花菜 ✅ 可改善不良情绪

黄瓜+黑木耳 ✅ 排毒瘦身、补血养颜

🥦 食用禁忌

①黄瓜不宜与柑橘同食，否则容易破坏其中富含的维生素C。

②黄瓜忌乙烯，而西红柿中含有乙烯，会使黄瓜变质腐烂，所以不能一起存放。

保健养生食谱

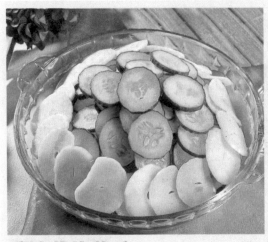

香油蒜片黄瓜 ●

🔪 **材料**：大蒜80克，黄瓜150克

🥄 **调料**：盐、香油各适量

🍲 **做法**：①大蒜、黄瓜洗净，切成片。

②将大蒜片和黄瓜片放入沸水中焯一下，捞出待用。

③将大蒜片、黄瓜片装入盘中，将盐和香油搅拌均匀，淋在大蒜片、黄瓜片上即可。

🥦 **功效**：美容护肤、排毒瘦身。

炒 凉拌 最佳食用方法

蔬菜

黄瓜

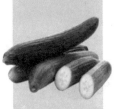

《本草纲目》黄瓜『利热利水』。

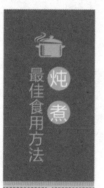

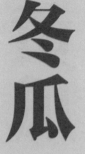

蔬 菜

炖 煮 最佳食用方法

冬瓜

⌂ 养生保健功效

①**排毒瘦身**。冬瓜不含脂肪，但富含丙醇二酸，因此能有效控制体内糖类转化为脂肪，防止体内脂肪堆积，可以起到排毒瘦身的作用。

②**润肤美容**。冬瓜中含有油酸，具有抑制体内黑色素沉积的功效，是良好的润肤美容食物。

③**利尿消肿**。冬瓜中富含鸟氨酸、天冬氨酸、谷氨酸，有利尿消肿的功效。

⌂ 最佳营养搭配

冬瓜 + 海带 ✅ 降低血压

冬瓜 + 火腿 ✅ 缓解小便不爽

冬瓜 + 甲鱼 ✅ 润肤、明目

⌂ 食用禁忌

①冬瓜与鲫鱼不宜同食，否则会导致身体脱水。

②冬瓜与人参不宜同食，否则会降低滋补效果。

保健养生食谱

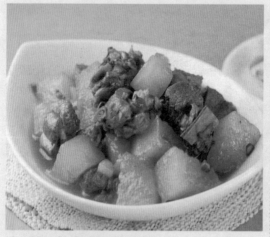

白芍鸭肉烧冬瓜

Ⅴ **材料**：冬瓜300克，鸭肉400克，白芍8克

调料：料酒、生抽、盐、生姜片、葱花各适量

⌂ **做法**：①冬瓜洗净，去皮，切成小块；鸭肉洗净切块；白芍洗净。

②砂锅中注入适量清水烧开，放入白芍，煎汁备用。

③锅中加水，倒入鸭块，加入料酒、生抽、冬瓜、白芍汁、姜片，拌匀，煮熟。最后放入少许盐，撒上葱花即可。

⌂ **功效**：利尿、瘦身。

《本草纲目》冬瓜『热者食之佳，冷者食之瘦人。熟食练五脏，为其下气故也』。

养生保健功效

①**美容养颜**。南瓜中含有丰富的胡萝卜素，具有美容养颜的功效，被称为"美容佳品"。

②**降低血压**。南瓜中含有丰富的钙、钾、钠等矿物质，适合中老年人和高血压患者食用，有利于预防高血压。

③**预防泌尿系统疾病**。南瓜籽中的脂类物质对泌尿系统疾病及前列腺增生具有良好的预防作用。

④**预防便秘**。南瓜中含有丰富的纤维素，可有效预防便秘。

最佳营养搭配

南瓜+牛肉 ✅ 补脾健胃、解毒止痛

南瓜+莲子 ✅ 降低血压

南瓜+百合 ✅ 美白肌肤

食用禁忌

①南瓜不宜与羊肉同食，否则容易引起黄疸、脚气。

②南瓜不宜与红薯同食，否则容易引起腹胀、腹痛。

③南瓜不宜与油菜同食，否则会破坏其含有的维生素C。

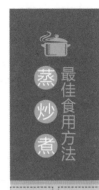

最佳食用方法

蒸炒煮

蔬菜

南瓜

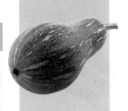

《本草纲目》南瓜『补中益气』。

保健养生食谱

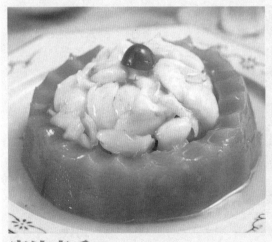

蜜汁南瓜

🍴 **材料**：南瓜250克，百合250克

🥄 **调料**：白糖20克，蜜汁5克

🍲 **做法**：①将南瓜洗净，去皮，在表面切锯齿花刀。②将百合洗净后用白糖拌匀，再放到南瓜上，入锅蒸8分钟。③取出，淋上蜜汁即可。

🥦 **功效**：美容养颜、补血。

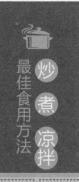

最佳食用方法
炒 煮 凉拌

蔬 菜

丝瓜

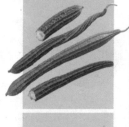

🍲 养生保健功效

①**抗坏血病。**丝瓜中维生素C含量较高，可用于抗坏血病及预防各种维生素C缺乏症。

②**抗过敏。**丝瓜中含有泻根醇酸，有很强的抗过敏作用。

③**养颜护肤。**丝瓜中含有丰富的B族维生素、维生素C等成分，具有防止皮肤老化、美白护肤的功效。

🧴 最佳营养搭配

丝瓜 + 毛豆 ✅ 降低胆固醇

丝瓜 + 鸡肉 ✅ 清热利肠

丝瓜 + 菊花 ✅ 清热养颜、洁肤除雀斑

💎 食用禁忌

①丝瓜不宜与芦荟同食，否则容易引起腹痛、腹泻。

②过多食用丝瓜易导致腹泻，更不能生吃。

《本草纲目》丝瓜『煮食除热利肠』。

保健养生食谱

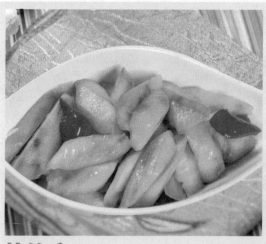

拌丝瓜 ●

🥄 **材料：**丝瓜2根，XO酱50克，红椒片少许

🥣 **调料：**盐3克，植物油适量

🍲 **做法：**①丝瓜刮去外皮后洗净，切成长条。

②锅置火上，加适量水烧开，放少许油和盐，再放入丝瓜条煮约1分钟，捞出沥干水分。

③将丝瓜条、红椒片盛入碗中，拌入XO酱、盐即可。

💎 **功效：**美白护肤、抗过敏。

🍲 养生保健功效

①增强免疫力。茄子中含有皂草苷，可促进蛋白质、脂肪、核酸的合成，提高供氧能力，改善血液循环，防止血栓，提高免疫力。

②延缓衰老。茄子中含有大量的维生素E，可防止出血，抗衰老。

③预防胃癌。茄子中含有大量的龙葵碱，能抑制人体消化系统肿瘤的增殖，可以有效预防胃癌。

④增强记忆力。茄子中含有维生素B_1，具有增强大脑和神经系统功能的作用，可增强记忆力，缓解脑部疲劳。

🍶 最佳营养搭配

茄子 + 牛肉 ✅ 强身健体

茄子 + 狗肉 ✅ 可预防心血管疾病

茄子 + 黄豆 ✅ 通气、顺畅、润燥消肿

🥦 食用禁忌

①茄子不宜与墨鱼同食，否则会引起不适。

②茄子不宜与螃蟹同食，否则会郁积腹中、损伤肠胃。

最佳食用方法
炒 炖 凉拌

蔬 菜

茄子

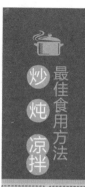

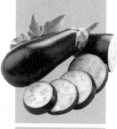

《本草纲目》茄子『性寒，多食必腹痛下利』。

保健养生食谱

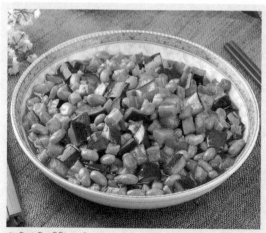

风味茄丁

🥕 **材料**：茄子200克，青豆100克，青椒、红椒各50克

🥄 **调料**：盐、食用油各适量，生抽3克，蒜片5克

🍲 **做法**：①茄子洗净，切丁；青椒、红椒去蒂，洗净切丁；青豆洗净，泡发。

②锅中油烧至七成热，放入蒜片炒香，再放入茄子、青椒、红椒、青豆翻炒至熟。

③放入盐、生抽拌匀即可。

🌸 **功效**：增进食欲、增强记忆力。

炖炒 最佳食用方法

菌菇

黑木耳

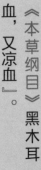

《本草纲目》黑木耳『治肠癖下血，又凉血』。

🔔 养生保健功效

①**补血**。黑木耳中含有铁、高蛋白和维生素，能有效缓解贫血。

②**清理消化道**。黑木耳中所含的胶质有较强的吸附能力，能有效清理消化道、清胃涤肠。

③**防止动脉粥样硬化和血栓**。黑木耳有抑制血液中胆固醇沉积和凝结的作用，改变血液凝固状，缓和动脉硬化，预防血栓形成。

④**通便、抗癌**。黑木耳中的食物纤维能起到预防直肠癌及其他消化系统癌症的作用。

🛍 最佳营养搭配

黑木耳＋莴笋 ✅ 补血养颜

黑木耳＋豆角 ✅ 预防高血压、高血脂

黑木耳＋银耳 ✅ 增强人体免疫力

🌱 食用禁忌

①黑木耳不宜与田螺同食，否则不利于消化。

②黑木耳不宜与茶同食，否则不利于人体对铁的吸收。

保健养生食谱

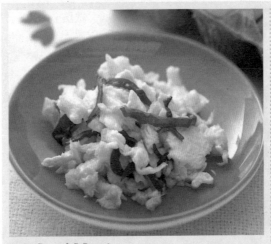

黑木耳炒蛋

材料：鸡蛋1个，水发黑木耳5克

调料：盐、酱油、植物油各少许

🍳 **做法**：①将水发黑木耳洗净，切成丝；鸡蛋打散，煎熟备用。

②将锅中加油，开中火，待油热后入木耳稍炒，再加入蛋拌炒至熟。

③加入盐、酱油调味即可。

🥦 **功效**：补血美容、防癌抗癌。

养生保健功效

①**刺激大脑和神经。**银耳中所含的磷对大脑皮质和神经系统功能有调节作用。

②**护肝养肝。**银耳能提高肝脏的解毒能力，起到护肝作用，同时对老年慢性支气管炎、肺源性心脏病有一定的食疗功效。

③**促进身体发育。**银耳中含维生素D，能预防钙流失，促进身体生长发育。

④**维持心肌正常收缩。**银耳中所含的钾和钙对维持心肌正常收缩有重要作用。

最佳营养搭配

银耳 + 木瓜 ✅ 美容美体

银耳 + 莲子 ✅ 滋阴润肺

银耳 + 百合 ✅ 滋阴润肺

食用禁忌

①银耳不宜与菠菜同食，否则会破坏其富含的维生素C。

②银耳不宜与蛋黄同食，否则不利于消化。

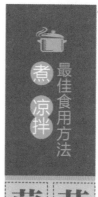

最佳食用方法

煮 凉拌

菌菇

银耳

保健养生食谱

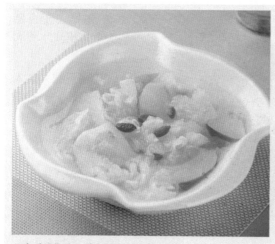

雪梨银耳枸杞糖水 ⋯⋯⋯⋯●

🥄 **材料：**雪梨120克，水发银耳100克，枸杞子15克

🥢 **调料：**冰糖40克

🥄 **做法：**①雪梨洗净，切小块；银耳洗净，撕成小片；枸杞子用清水洗净。

②砂锅中注入适量清水烧开，放入雪梨、银耳，用小火煮15分钟。

③放入冰糖，煮至溶化，放入枸杞子，搅拌匀。将煮好的糖水盛出，装入汤碗中即可。

🥦 **功效：**养肝护肝、开胃。

《本草纲目》「通江银耳长于古树，味甘辛，清肺热，济肾燥，强心神。」

最佳食用方法

炒 煮

菌 菇

香菇

《本草纲目》香菇『益气、不饥、治风破血』。

🏮 养生保健功效

①**防流感**。香菇中含有干扰素诱生剂，具有预防流感的作用。

②**促进代谢**。香菇中含有多种维生素、矿物质，对促进人体新陈代谢、提高机体适应力有很大作用。

③**提高免疫力**。香菇中所含的多糖能提高辅助性T细胞的活力，从而增强人体免疫功能。

④**抗癌**。香菇中含有香菇多糖、3-β-葡萄糖苷酶，能提高机体抑制癌症的能力，有助于阻止癌细胞扩散。

🏮 最佳营养搭配

香菇＋牛肉 ✅ 补气养血

香菇＋木瓜 ✅ 降压降脂

香菇＋莴笋 ✅ 利尿通便

🏮 食用禁忌

①香菇与野鸭不宜同食，否则会引发痔疮。

②香菇与螃蟹不宜同食，否则会引起结石。

保健养生食谱

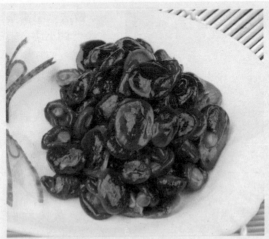

做法：①香菇洗净，用清水浸泡片刻。

②热锅下油，放入香菇翻炒。

③加入盐和味精炒熟，淋上香油即可出锅。

功效：提高免疫力。

珍珠香菇

🍴 **材料**：香菇200克

🍴 **调料**：盐、味精、香油、植物油各适量

🍽 养生保健功效

①**镇痛、镇静**。蘑菇中含有ACT-2，可镇痛、镇静。

②**抗癌**。蘑菇中的核糖核酸能诱导机体产生干扰素，抑制病毒的增殖，抑制癌细胞的生长。

③**通便排毒**。蘑菇中含有膳食纤维、木质素，能促进胃肠蠕动，保持肠内水分平衡，还可吸收多余的胆固醇、糖类以及有毒物质，促使其排出体外，对预防便秘、肠癌、动脉粥样硬化、糖尿病等都十分有利。

🧂 最佳营养搭配

蘑菇 + 黑木耳 ✅ 清热杀菌

蘑菇 + 青豆 ✅ 清热解毒

蘑菇 + 鲫鱼 ✅ 增强免疫力、提神醒脑

❦ 食用禁忌

①蘑菇与鹌鹑不宜同食，否则易诱发疾病。

②蘑菇与驴肉不宜同食，否则易引起腹痛、腹泻。

③蘑菇与酒不宜同食，否则易引发中毒。

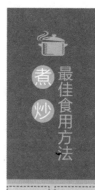

煮炒 最佳食用方法

菌菇

蘑菇

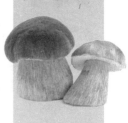

《本草纲目》蘑菇「甘，寒，无毒。益肠胃，化痰理气」。

保健养生食谱

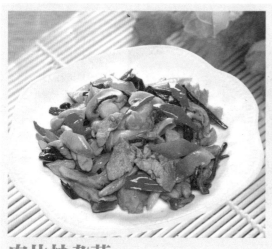

肉片炒杂菇

🥗 **材料**：黑木耳、口蘑、青椒、红椒、秀珍菇、茶树菇、蘑菇各50克，猪肉200克

🥄 **调料**：盐、植物油、生抽各适量

🍲 **做法**：①将猪肉洗净，切片；黑木耳、口蘑、秀珍菇、茶树菇、蘑菇洗净，切片；青椒、红椒洗净，切片。

②热锅下油，下入黑木耳、口蘑、秀珍菇、茶树菇、蘑菇翻炒至六成熟，再入青椒、红椒炒熟，加盐、生抽翻炒均匀即可。

🥦 **功效**：排毒、除菌。

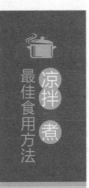

凉拌　煮

最佳食用方法

菌｜菇

金针菇

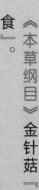

《本草纲目》金针菇『能益胃助食』。

养生保健功效

①**促进新陈代谢**。金针菇能增强人体的生物活性，促进新陈代谢。

②**补脑**。金针菇中含有大量的锌元素，对促进儿童脑部发育有很好的作用。

③**抗癌**。金针菇中含有的朴菇素能有效抑制肿瘤生长，有明显的抗癌作用。

④**降血脂、降胆固醇**。金针菇中所含的膳食纤维能有效降低胆固醇，可抑制血脂升高，预防心脑血管疾病。

最佳营养搭配

金针菇 + 豆腐 ✔ 降脂、降压

金针菇 + 油菜 ✔ 预防大肠癌和胃癌

金针菇 + 芹菜 ✔ 抗秋燥

食用禁忌

①金针菇不宜与牛奶同食，否则易导致消化不良。

②新鲜的金针菇中含有秋水仙碱，易因氧化而产生有毒的二秋水仙碱，食用鲜金针菇前，应在冷水中浸泡2小时。

保健养生食谱

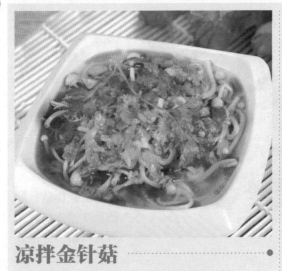

凉拌金针菇

🥗 **材料**：金针菇100克，雪菜50克

🍶 **调料**：盐、醋、香油、香菜各适量

🍲 **做法**：①金针菇洗净泡发；雪菜洗净切细丝；香菜洗净切成段。

②锅入水烧热，下入金针菇、雪菜焯熟，捞出入盘。

③加盐、醋、香油拌匀，撒上香菜即可食用。

🥦 **功效**：防癌抗癌、补脑。

🍲 养生保健功效

①抗癌。茶树菇中含有大量抗癌多糖，有很好的抗癌作用。

②抗衰老。茶树菇具有补肾滋阴、健脾胃、提高人体免疫力、增强人体防病能力的功效。常食可起到延缓衰老、美容等作用。

③促进新陈代谢。茶树菇中含有氨基酸、赖氨酸、精氨酸，对儿童生长发育和智力发育具有促进作用，还可促进人体新陈代谢。

🧂 最佳营养搭配

茶树菇 + 猪骨 ✅ 增强免疫力

茶树菇 + 玉米 ✅ 滋补润肠

茶树菇 + 黑豆 ✅ 促进人体对营养的吸收

🥦 食用禁忌

①茶树菇不宜与酒同食，否则容易导致中毒。

②茶树菇不宜与鹌鹑同食，否则会降低营养价值。

③茶树菇不宜与羊肉同食，否则会影响人体对营养的吸收。

保健养生食谱

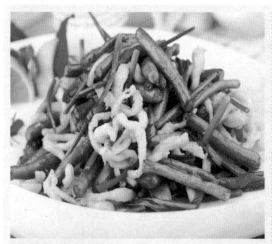

茶树菇鸡丝

材料：茶树菇250克，鸡脯肉200克，韭菜、蒜薹、红椒各适量

调料：盐、味精、植物油各适量

🍲 **做法**：①茶树菇洗净，浸泡片刻；鸡脯肉洗净，切丝；韭菜、蒜薹、红椒洗净，切小段。

②热锅下油，放入鸡肉、茶树菇、韭菜、蒜薹、红椒翻炒均匀。

③加入盐、味精炒熟即可。

💎 **功效**：抗衰老、美容护肤。

最佳食用方法

炒 煮

菌 菇

茶树菇

《本草纲目》「茶树菇，性甘，微湿，无毒，利尿，祛湿，健脾，止泻。」

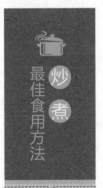

炒煮

最佳食用方法

肉 类

猪肉

《本草纲目》猪肉『食之润肠胃，生津液，丰肌体，泽皮肤，固其所也』。

▲ 养生保健功效

①改善贫血。猪肉中含有丰富的维生素B_1，可提供血红素和促进铁吸收的半胱氨酸，能改善缺铁性贫血，女性常食有益。

②补充营养。猪肉中含有人体所需的脂肪酸，能为人体提供充足营养，增强体力。

③保肝护肾。猪肉中含有的蛋白质对肝脏组织有很好的保护作用，能有效保肝护肾。

⚱ 最佳营养搭配

猪肉 + 芋头 ✅ 滋阴润燥、养胃益气

猪肉 + 红薯 ✅ 降低胆固醇

猪肉 + 白萝卜 ✅ 消食、除胀、通便

🥦 食用禁忌

①猪肉不宜与田螺同食，否则容易损伤肠胃。

②猪肉不宜与茶同食，否则容易造成便秘。

保健养生食谱

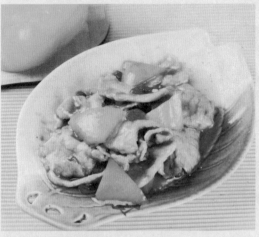

枸杞滑熘肉片

🍷 材料：猪瘦肉180克，彩椒、枸杞子各适量

🥄 调料：蒜末、葱段各少许，盐3克，陈醋6克，水淀粉、植物油各适量

🍳 做法：①猪瘦肉洗净切片，加少许盐腌渍；彩椒洗净切块；枸杞子用清水洗净。

②锅中油烧热，放入肉片炒至变色。

③锅底留油，入蒜末、葱段爆香，倒入彩椒、肉片，入陈醋、盐炒匀，倒入水淀粉勾芡，放入枸杞子拌炒匀。

🌱 功效：为人体补充营养成分。

🍲 养生保健功效

①增强免疫力。牛肉的脂肪中含有较多亚油酸，是一种潜在的抗氧化剂，能增强人体免疫力。

②提高记忆力。牛肉中富含锌、B族维生素、络氨酸，有助于改善记忆力。

③防癌抗癌。牛肉中含有CLA脂肪酸等抗癌物质，可以很好地抑制癌细胞生长，能起到防癌抗癌的作用。

🥡 最佳营养搭配

牛肉 + 土豆 ✅ 保护胃黏膜
牛肉 + 鸡蛋 ✅ 延缓衰老
牛肉 + 香菇 ✅ 强身健体

🥦 食用禁忌

①牛肉不宜与白酒同食，否则会导致上火。

②牛肉不宜与红糖同食，否则会引起腹胀。

③牛肉不宜与生姜同食，否则会导致体内热生火盛。

保健养生食谱

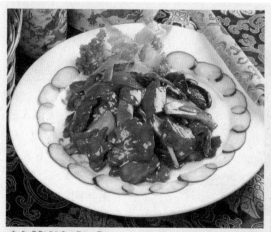

双菇滑牛肉

🥄 **材料**：牛肉300克，鸡腿菇、香菇各100克，红椒50克，桂皮适量

🥄 **调料**：生粉、盐、酱油、鸡精、植物油各适量

🍲 **做法**：①将所有材料洗净，切好；牛肉片用生粉、盐、酱油腌渍。

②油烧热，下桂皮煸出香味，放入鸡腿菇、香菇、红椒翻炒。

③下牛肉滑熟，加调味料调味，捞出桂皮装盘。

🥦 **功效**：强身健体、防癌抗癌。

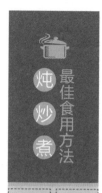

最佳食用方法

炖 炒 煮

肉 类

牛肉

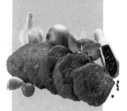

《本草纲目》牛肉「安中益气、养脾胃，补虚壮健、强筋骨，消水肿、除湿气」。

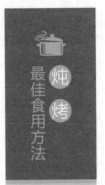

炖烤 最佳食用方法

肉类

羊肉

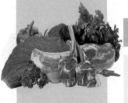

《本草纲目》羊肉『暖中补虚，补中益气，开胃健力，益肾气』。

🍲 养生保健功效

①**开胃消食**。羊肉中含有的维生素B_3及其他B族维生素能维持消化系统健康，促进食欲。

②**补血养颜**。羊肉中含有丰富的铁，具有补血养颜的功效。

③**增强免疫力**。羊肉中含有丰富的蛋白质，能提高人体免疫力，增强人体对抗病毒的能力，经常食用可以强身健体。

④**抗癌**。羊肉中含有CLA脂肪酸等抗癌物质，能抑制癌细胞生长，有助于抗癌防癌，对皮肤癌、结肠癌和乳腺癌有食疗的功效。

🍶 最佳营养搭配

羊肉 + 生姜 ✅ 缓解腹痛

羊肉 + 白萝卜 ✅ 增强免疫力

羊肉 + 香椿 ✅ 预防风湿性关节炎

🌿 食用禁忌

①羊肉不宜与乳酪同食，否则会产生不良反应。

②羊肉与荞麦功能相反，不宜同食。

③羊肉不宜与西瓜同食，否则易伤元气。

保健养生食谱

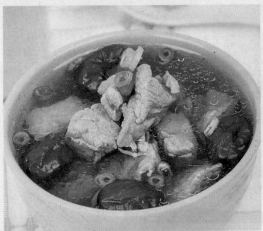

羊肉红枣汤

🍴 **材料**：鹿茸5克，红枣5颗，羊肉300克

🌿 **调料**：盐、生姜片、葱段、植物油各适量

🍲 **做法**：①将羊肉洗净，切成块备用。

②鹿茸、红枣分别洗净备用。

③净锅上火倒入适量水，调入油、生姜片、盐，下入羊肉、鹿茸、红枣，煲至羊肉熟透，撒上葱段即可。

🌿 **功效**：补血养颜、防癌抗癌。

🔔 养生保健功效

①提高智力。鸡肉中含有的牛磺酸有抗氧化、解毒的作用，可促进智力发育，充分激发大脑功能。

②预防心脏病。鸡肉中含有丰富的蛋白质、脂肪，能有效降低胆固醇，减少心脏病发作的概率。

③补血养颜。鸡肉中含有钙、磷、铁以及丰富的维生素等，具有补血养颜的功效。

🥣 最佳营养搭配

鸡肉 + 枸杞子 ✅ 利五脏、益气血

鸡肉 + 黑木耳 ✅ 降压降脂

鸡肉 + 绿豆芽 ✅ 降低心血管疾病的发病率

🥦 食用禁忌

①鸡肉不宜与芹菜同食，否则易伤元气。

②鸡屁股是淋巴最为集中的地方，也是储存病菌、病毒和致癌物的"仓库"，因此不宜食用。

保健养生食谱

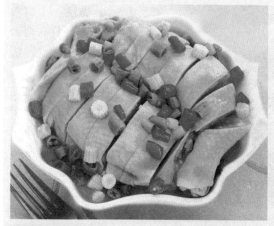

秘制珍香鸡

🍴 **材料**：鸡450克，青椒、玉米笋、红椒各10克

🥄 **调料**：盐、味精、酱油、香油、葱花、植物油各适量

🍲 **做法**：①鸡收拾干净，放入开水锅中煮熟，捞出，沥干水分，切块；辣椒、玉米笋洗净，切丁。

②锅中油烧至七成热，放入青红椒、玉米笋炒香，用盐、味精、酱油、香油制成味汁。

③将味汁淋在鸡块上即可。

🥦 **功效**：补血美容、增强免疫力。

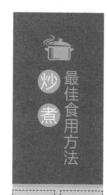

最佳食用方法　炒、煮

肉类

鸡肉

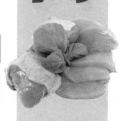

《本草纲目》鸡肉「添髓补精，助阳气，暖小肠，止泄精」。

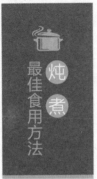

炖煮最佳食用方法

肉 类

乌鸡肉

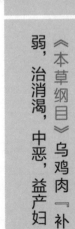

《本草纲目》乌鸡肉「补虚劳羸弱，治消渴，中恶，益产妇」。

🍲 养生保健功效

①**增强免疫力**。乌鸡肉中含有10种氨基酸，能增强人体免疫力。

②**预防骨质疏松**。乌鸡肉中含有丰富的钙，能有效防治骨质疏松，预防佝偻病。

③**补血养颜**。乌鸡肉中含大量铁，能补血养颜，对缺铁性贫血有一定的食疗功效。

④**抗衰抗癌**。乌鸡肉中含有维生素A、硒，有助于清除体内自由基，抑制过氧化脂肪形成，可防癌抗癌。

🍶 最佳营养搭配

乌鸡肉 + 百合 ✅ 增强免疫力

乌鸡肉 + 核桃仁 ✅ 提升补锌功效

乌鸡肉 + 粳米 ✅ 养阴、祛热、补中

🥦 食用禁忌

①乌鸡肉不宜与鲫鱼、虾同食，否则容易引起中毒。

②乌鸡虽是佳品，但多食会生痰助火、生热动风，所以应适量食用。

保健养生食谱

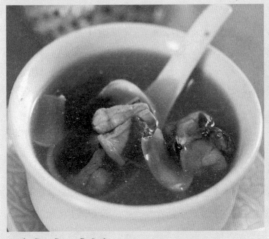

百合乌鸡汤

🥄 **材料**：乌鸡1只，百合30克，白粳米适量

🥄 **调料**：葱5克，生姜4克，盐4克

🍲 **做法**：①将乌鸡洗净斩件；百合洗净；生姜洗净切片；葱洗净切段；白粳米淘洗干净。

②将乌鸡放入锅中氽水，捞出洗净。

③锅中加适量清水，下入乌鸡、百合、生姜片、白粳米炖煮2小时，下入葱段，加适量盐调味即可。

🥦 **功效**：增强免疫力。

🔔 养生保健功效

①**滋阴养胃**。鸭肉性寒，入胃、肾经，可滋阴补肾，有很好的保健功效。

②**抗癌**。鸭肉中含有丰富的蛋白质和维生素，可为人体补充营养，常吃能起到防癌抗癌的作用。

③**降低血脂**。鸭肉的脂肪中含有不饱和脂肪酸，能降低血液中的胆固醇和三酰甘油，具有降低血脂的功效。

④**增强免疫力**。鸭肉中富含钾元素，能够有效增强人体免疫力，达到强身健体的功效。

🍶 最佳营养搭配

鸭肉 + 白菜 ✅ 促进血液中胆固醇的代谢

鸭肉 + 芥菜 ✅ 滋阴润肺

鸭肉 + 银耳 ✅ 滋阴补虚、护肾

🥦 食用禁忌

①鸭肉不宜与甲鱼同食，否则会导致水肿、泄泻。

②鸭肉不宜与板栗同食，否则容易引起中毒。

③鸭肉不宜与黑木耳同食，否则容易影响人体对营养的吸收。

保健养生食谱

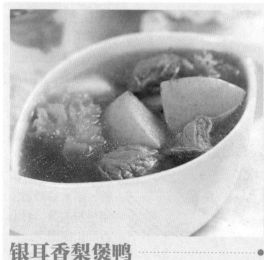

银耳香梨煲鸭

材料：老鸭300克，香梨1个，银耳20克
调料：生姜片10克，盐4克，味精3克

🍲 **做法**：①鸭斩段，洗净；香梨洗净去皮，切块；银耳泡发，切朵。

②锅中加水烧沸后，下入鸭块稍焯去血水，捞出。

③将鸭块、香梨块、银耳、生姜片一同装入炖盅内，加入适量清水，隔水炖40分钟后调入盐、味精即可。

🌿 **功效**：护肾、补虚。

最佳食用方法 炖 炒

肉 类

鸭肉

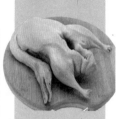

《本草纲目》鸭肉『主大补虚劳，最消毒热，利小便，除水肿，消胀满，利脏腑』。

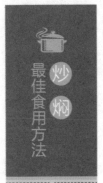

炒 焖 最佳食用方法

肉 类

鹅肉

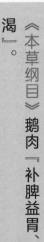

🍽 养生保健功效

①**增强免疫力**。鹅肉的蛋白质含量高，脂肪含量低，常食能有效增强免疫力，达到强身健体的效果。

②**补血养颜**。鹅肉中含有钙、磷、镁、铁等营养素，其含有的卵磷脂能有效分解体内毒素，起到补血养颜的功效，对缺铁性贫血、气血不佳等有良好功效。

③**抗癌**。鹅肉中含有的免疫球蛋白能有效抑制癌细胞，起到防癌抗癌的作用。

🧴 最佳营养搭配

鹅肉+山药 ✅ 益气养阴、清热生津

鹅肉+冬瓜 ✅ 补脾健胃、清热消火

鹅肉+柠檬 ✅ 益气补虚、暖胃生津

🥦 食用禁忌

①鹅肉不宜与梨同食，否则易损伤肾脏。

②鹅肉不宜与柿子同食，否则容易导致腹泻、腹痛。

③鹅肉一定要煮熟煮透才能有效杀灭病菌，避免病菌传播。

《本草纲目》鹅肉『补脾益胃、止渴』。

保健养生食谱

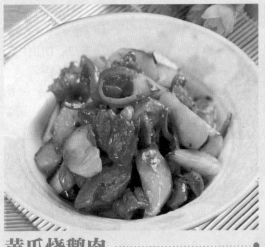

黄瓜烧鹅肉

🍶 **做法**：①鹅肉收拾干净，切小块，余水；黄瓜去籽，切滚刀块；木耳泡发洗净，切片。②烧锅下油，放入生姜片、黄瓜、鹅肉爆炒片刻，调入盐、绍酒、胡椒粉，下木耳炒透，用生粉勾芡，淋上香油出锅即可。

🥦 **功效**：增强免疫力。

🍴 **材料**：鲜鹅肉、黄瓜各120克，木耳50克

🥄 **调料**：生姜片10克，盐4克，绍酒10克，胡椒粉少许，生粉5克，香油、植物油各适量

🔔 养生保健功效

①**增强免疫力。**兔肉中含有较多的赖氨酸、色氨酸，能有效增强人体免疫力。

②**提神醒脑。**兔肉中含有的不饱和脂肪酸能提高脑细胞的活性，从而增强记忆力和思维能力。

③**养心护心。**兔肉中含有丰富的卵磷脂，能促进血液循环，清除过氧化物，保护心脑血管，特别适合心脑血管疾病患者食用。

④**防癌抗癌。**兔肉中含有多种营养素，有助于防癌抗癌。

🥢 最佳营养搭配

兔肉 + 枸杞子 ✅ 辅助治疗头晕、耳鸣

兔肉 + 茄子 ✅ 增强体力

兔肉 + 生菜 ✅ 强身健体

🥦 食用禁忌

①兔肉不宜与小白菜同食，否则容易导致腹泻、呕吐。

②兔肉不宜与芹菜同食，否则容易导致脱水。

③兔肉不宜与鸡蛋同食，否则容易引起腹痛、腹泻。

煮 蒸 炒　最佳食用方法

肉 类

兔肉

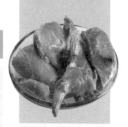

《本草纲目》兔肉「凉血，解热毒，利大肠。又能治消渴」。

保健养生食谱

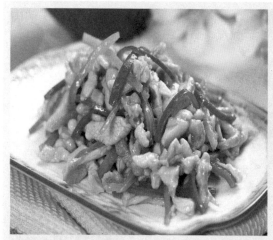

辣椒炒兔肉

🔰 **材料：**兔肉200克，辣椒150克

🔰 **调料：**生姜丝、葱丝各10克，盐3克，鸡精2克，植物油适量

🍲 **做法：**①兔肉洗净，切丝；辣椒洗净，去籽切丝。

②将兔肉丝与辣椒丝一起入油锅中过油后捞出。

③锅上火，加油烧热，下生姜丝、葱丝爆香，加入兔肉与辣椒丝一起炒熟后，加入盐、鸡精调味即可。

🥦 **功效：**提神醒脑、增强免疫力。

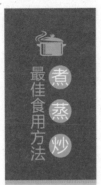

煮 蒸 炒 最佳食用方法

肉 类

鸽肉

《本草纲目》『久患虚羸者，食之（鸽肉）有益。』

🍲 养生保健功效

①增强免疫力。鸽肉中含有丰富的维生素E，可提高人体免疫力。

②补血养颜。鸽骨中的软骨素可有效改善皮肤细胞活力，红润脸色，起到补血养颜的作用。

③提神醒脑。鸽肉对病后体弱、记忆力衰退等症有很好的补益作用。

④补充营养。鸽肉的蛋白质含量高，而脂肪含量较低，可为人体补充营养。

🧴 最佳营养搭配

鸽肉 + 螃蟹 ✅ 滋肾益气、散结通经

鸽肉 + 竹笋 ✅ 强身健体

鸽肉 + 红枣 ✅ 美容养颜

🥦 食用禁忌

①鸽肉不宜与黄花菜同食，否则容易引起痔疮。

②鸽肉不宜与猪肝同食，否则会使皮肤出现色素沉淀。

保健养生食谱

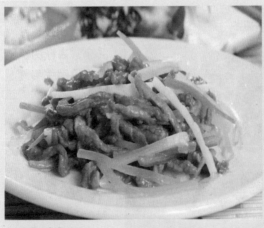

五彩鸽丝

🔻 **材料**：鸽肉350克，笋丝、胡萝卜丝、青椒丝、莴笋丝、芹菜梗各适量

🥢 **调料**：盐、生粉、生姜片、水淀粉、植物油各适量

🍲 **做法**：①鸽肉洗净切丝，加盐、生粉上浆。

②起油锅，下鸽丝滑熟，盛出；笋丝、胡萝卜丝、青椒丝、莴笋丝、芹菜梗下油锅炒熟，盛出。

③锅底留油，爆香生姜片，放入所有原材料炒熟，以水淀粉勾芡，加适量盐调味即可。

🔷 **功效**：强身健体、补血养颜。

🍲 养生保健功效

①**养心护心**。鹌鹑肉中含有的维生素P能有效预防动脉硬化，保护心血管系统。

②**提神醒脑**。鹌鹑肉中含有丰富的卵磷脂和脑磷脂，能起到健脑作用，有利于大脑发育、提高智力。

③**降低血压**。鹌鹑肉高蛋白、低脂肪，有改善高血压的功效。

④**强身健体**。鹌鹑肉中含有丰富的卵磷脂，可生成溶血磷脂，抑制血小板凝聚，阻止血栓形成，保护血管壁，对预防动脉硬化有一定的功效。

🍶 最佳营养搭配

鹌鹑肉 + 红枣 ✅ 补血养颜
鹌鹑肉 + 天麻 ✅ 改善贫血
鹌鹑肉 + 桂圆 ✅ 补肝益肾、养心和胃

🥦 食用禁忌

①鹌鹑肉不宜与黑木耳同食，否则容易引起痔疮。

②鹌鹑肉肉质非常嫩，放在水中煮很容易散，所以最好先用油炸一下再炖汤。

保健养生食谱

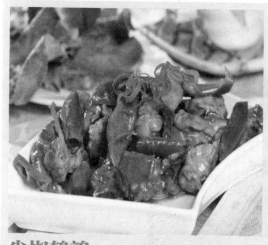

尖椒鹌鹑

材料：鲜鹌鹑4只，尖椒3个

调料：蒜片、生姜片、葱段、料酒、盐、酱油、植物油、生粉、水淀粉、红椒圈各适量

🍲 **做法**：①鹌鹑收拾干净剁块，加盐、生粉拌匀；尖椒洗净切块。

②油锅烧热，放鹌鹑块滑熟，盛出；放尖椒炒熟盛出。

③锅里留油，放蒜片、生姜片、葱段炒香，加料酒、盐、酱油调成味汁，倒鹌鹑块炒入味，以水淀粉勾芡，撒上红椒圈即可。

💎 **功效**：增强人体免疫力。

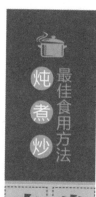

最佳食用方法
炖 煮 炒

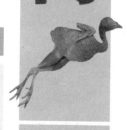

肉 类

鹌鹑肉

《本草纲目》鹌鹑「补五脏，益中续气，实筋骨，耐寒暑，消结热」。

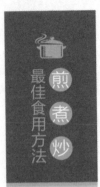

煎 煮 炒 最佳食用方法

蛋 类

鸡蛋

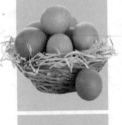

《本草纲目》鸡蛋『精不足者，补之以气，故卵白能清气，治伏热，咽痛诸疾』。

🍲 养生保健功效

①健脑益智。鸡蛋黄中含有的卵磷脂、三酰甘油、胆固醇和卵黄素，对神经系统和身体发育有很大的补益作用，有健脑益智的功效。

②防癌抗癌。鸡蛋中含有较多的维生素B_2，可以分解和氧化人体内的致癌物质。

③护肝。鸡蛋中的蛋白质对损伤的肝脏组织有修复作用，而蛋黄中的卵磷脂可促进肝细胞再生，提高人体血浆蛋白量，增强机体的代谢功能和免疫功能。

🫙 最佳营养搭配

鸡蛋 + 苦瓜 ✅ 有利于骨骼、牙齿及血管的健康

鸡蛋 + 枸杞子 ✅ 增强免疫力、提神健脑

鸡蛋 + 百合 ✅ 清热解毒、养心安神

🥦 食用禁忌

①鸡蛋不宜与白糖同食，否则对身体不利。

②吃完鸡蛋后不宜立即饮茶，因为茶叶中含有大量鞣酸，鞣酸与蛋白质合成具有收敛性的鞣酸蛋白质，使肠道蠕动减慢，易造成便秘，还会增加有毒物质和致癌物质被人体吸收的可能性，损害人体健康。

保健养生食谱

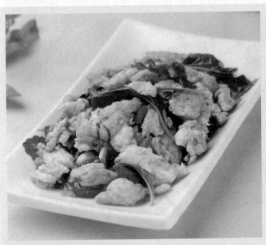

枸杞叶炒鸡蛋

🥬 材料：枸杞叶70克，鸡蛋2个，枸杞子10克

🥄 调料：盐2克，水淀粉4克

🍲 做法：①鸡蛋打入碗中，加入盐，打散。

②锅中入油烧热，倒入调好的蛋液煎熟，将炒好的鸡蛋盛出；枸杞子洗净。

③锅底留油，倒入洗净的枸杞叶、枸杞子，放入炒好的鸡蛋翻炒匀，加入盐调味，淋入水淀粉，快速翻炒匀即可。

🥦 功效：提神健脑、增强免疫力。

🔔 养生保健功效

①**促进骨骼发育。**鸭蛋中的蛋白质含量和鸡蛋相当，而矿物质总量远胜鸡蛋，能起到有效预防贫血、促进骨骼发育的作用。

②**防癌抗癌。**鸭蛋中含有的维生素B_2要比鸡蛋中多1/5以上，可以分解和氧化抗癌物质，适当多食鸭蛋能有效补充B族维生素，有利于防治癌症。

③**预防贫血。**鸭蛋中的铁、钙含量极为丰富，可预防贫血。

🍶 最佳营养搭配

鸭蛋 + 百合 ✅ 滋阴润肺
鸭蛋 + 马齿苋 ✅ 有利于肠胃消化
鸭蛋 + 银耳 ✅ 缓解咽喉干燥等

🌱 食用禁忌

①鸭蛋不宜与桑葚同食，否则容易引起肠胃不适。
②鸭蛋不宜与甲鱼同食，否则会伤人阳气。

最佳食用方法
炒 腌制后煮

蛋 类

鸭蛋

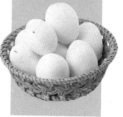

《本草纲目》『生疮毒者食之（鸭蛋）令恶肉突出。』

保健养生食谱

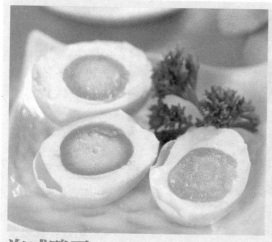

泡咸鸭蛋

🍶 **材料：**鲜鸭蛋500克
🥄 **调料：**盐100克

🍲 **做法：**①锅置火上，放入3000毫升清水烧开，加入适量盐搅拌至溶化后离火。

②待冷却后，倒入鸭蛋坛内（盐水要淹没鸭蛋），密封坛口。

③泡制20天左右取出，煮熟即可食用。

🥦 **功效：**有助于防癌抗癌、预防贫血。

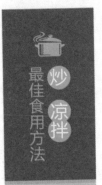

炒
凉拌

最佳食用方法

蛋 类

松花蛋

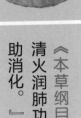

《本草纲目》『皮蛋（松花蛋）有清火润肺功效，久食之，化痰通气助消化。』

🍲 养生保健功效

①**开胃消食。**松花蛋能有效刺激消化器官，增进食欲，促进营养的消化和吸收。

②**提神健脑。**松花蛋中含有较多的矿物质，能提高智力、保护大脑。

③**增强免疫力。**松花蛋中富含维生素A，有助于提高免疫力，保护身体健康。

④**促进骨骼发育。**松花蛋中的蛋白质含量和鸡蛋相当，而矿物质总量远胜鸡蛋，能起到有效预防贫血、促进骨骼发育的作用。

🫙 最佳营养搭配

松花蛋 + 西蓝花 ✅ 润肺爽喉、清热健胃

松花蛋 + 豆腐 ✅ 养肝明目、清热健胃

松花蛋 + 银耳 ✅ 缓解皮肤瘙痒

🥦 食用禁忌

①松花蛋与鳝鱼不宜同食，否则会引起胃部不适。

②松花蛋与李子不宜同食，否则会产生不良反应。

保健养生食谱

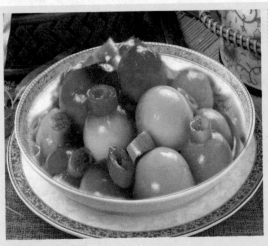

双椒皮蛋

🥬 **材料：**皮蛋350克，青椒、红椒各20克

🍳 **调料：**盐、鸡精、酱油、蒜末、香油、植物油各适量

🍲 **做法：**①皮蛋洗净去壳；青、红椒洗净切圈。

②热锅下油，烧热，放入青、红椒炒香，下盐、鸡精、酱油、蒜末、香油调成味汁备用。

③将味汁淋在皮蛋上即可。

💎 **功效：**促进食欲、提神健脑。

最佳食用方法 卤 蒸

蛋 类

鹌鹑蛋

🔺 养生保健功效

①提神醒脑。鹌鹑蛋中含有脑磷脂、卵磷脂、赖氨酸、胱氨酸等多种氨基酸，还含有磷脂、激素等成分，能改善人的记忆力和认知能力，起到提神醒脑的作用。

②补血养颜。鹌鹑蛋中的铁含量比鸡蛋高出两倍左右，能有效补血益气，美容养颜。

③抗癌。鹌鹑蛋中含有的维生素B$_2$、硒、锌等成分能补充人体所需营养，常吃有助于防癌抗癌。

🔖 最佳营养搭配

鹌鹑蛋 + 银耳 ✅ 强精补肾、提神健脑

鹌鹑蛋 + 韭菜 ✅ 缓解腰痛、阳痿

鹌鹑蛋 + 鸡蛋 ✅ 补充蛋白质

🍀 食用禁忌

①鹌鹑蛋不宜与香菇同食，否则容易导致面生黑斑、长痔疮。

②鹌鹑蛋不宜与螃蟹同食，否则容易引起中毒。

保健养生食谱

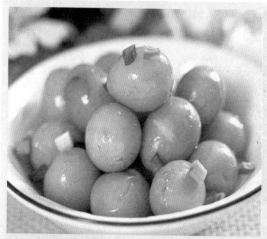

卤味鹌鹑蛋

🍴 **材料**：鹌鹑蛋500克

🥄 **调料**：八角5克，桂皮3克，花椒5克，盐3克，味精3克，辣椒油3克，葱段少许

🍲 **做法**：①将鹌鹑蛋煮熟后，剥去外壳备用。

②将八角、桂皮、花椒等制成卤水，再将鹌鹑蛋放入卤水中卤好。

③将卤好的鹌鹑蛋加入盐、味精、辣椒油一起拌匀，撒上葱段即可。

🥦 **功效**：补血养颜、抗癌。

《本草纲目》鹌鹑蛋「入乳，补心益智，润肺养阴，除烦止渴，止虚劳咳嗽」。

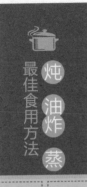

炖 油炸 蒸 最佳食用方法

水 产

草鱼

🍲 养生保健功效

①**养心润肺。**草鱼中含有丰富的不饱和脂肪酸，有利于血液循环，心血管病患者适宜多食。

②**防癌、抗衰老。**草鱼中含有丰富的硒元素，经常食用有助于抗衰老、养颜，对肿瘤也有一定的预防作用。

③**增强免疫力。**草鱼富含蛋白质、碳水化合物和维生素，对身体有很好的滋补作用，能增强人体免疫力。

🍶 最佳营养搭配

草鱼＋豆腐 ✅ 增强免疫力

草鱼＋冬瓜 ✅ 祛风、清热、平肝

草鱼＋莼菜 ✅ 健脾和胃、利水消肿

🥦 食用禁忌

①草鱼不宜与甘草同食，否则容易引起中毒。

②草鱼不宜与西红柿同食，否则会抑制铜元素释放。

《本草纲目》「鲩鱼（草鱼）平肝，祛风，治虚劳及风虚头痛。头蒸食尤良。」

保健养生食谱

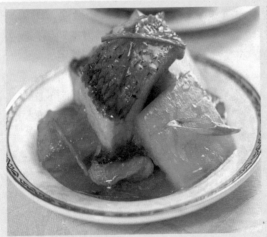

草鱼煨冬瓜

🥣 **材料：**冬瓜500克，草鱼250克

🥄 **调料：**姜片10克，葱花、红椒丝各2克，绍酒10克，盐、醋各4克，植物油适量

🥢 **做法：**①将草鱼去鳞、鳃和内脏，洗净切块；冬瓜洗净，去皮、籽，切成块。

②炒锅内加油烧沸，将草鱼放入锅内煎至金黄色，加冬瓜、盐、姜、红椒丝、葱、绍酒、醋、水各适量炖煮。

③煮沸后转小火炖至鱼肉熟烂即成。

🍵 **功效：**祛风、清热、平肝。

🍽 养生保健功效

①**增强免疫力**。鲫鱼中含有大量的钙、磷、铁等矿物质，常食可增强免疫力。

②**开胃消食**。鲫鱼中的锌含量很高，可以增进食欲、健胃消食，正在长身体的儿童适宜常食。

③**补血养颜**。鲫鱼中含有丰富的铁，能参与血红蛋白、细胞色素以及各种酶的合成，起到补血养颜的作用。

🫙 最佳营养搭配

鲫鱼 + 黑木耳 ✅ 润肤抗老

鲫鱼 + 豆豉 ✅ 利于人体对营养物质的吸收

鲫鱼 + 猪肉 ✅ 增强免疫力

🥦 食用禁忌

①鲫鱼不宜与芥菜同食，否则容易引起水肿。

②鲫鱼不宜与冬瓜同食，否则会妨碍人体对营养物质的吸收。

③鲫鱼宜清蒸或煲汤，若经煎炸，食疗功效会大打折扣。

保健养生食谱

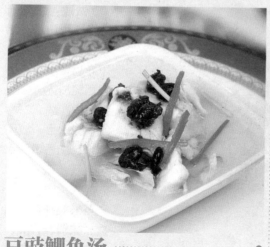

🍳 **做法**：①豆豉剁碎；鲫鱼去鳞、去腮、去内脏，洗净斩块备用。

②净锅上火倒入清汤，调入盐、生姜片，下入鲫鱼烧开，打去浮沫，再下入豆豉煲至熟即可。

🥦 **功效**：促进营养成分的吸收。

豆豉鲫鱼汤

🥄 **材料**：豆豉150克，鲫鱼100克

🥣 **调料**：清汤适量，盐4克，生姜片3克

煮 蒸 最佳食用方法

水 产

鲫鱼

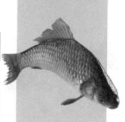

《本草纲目》鲫鱼『性和缓，能行水而不燥，能补脾而不清，所以可贵耳』。

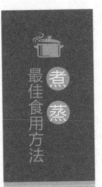

煮 蒸 最佳食用方法

水 产

鲤鱼

🍽 养生保健功效

①提高记忆力。鲤鱼头中含有丰富的卵磷脂，能为大脑补充营养，增强记忆力。

②增强免疫力。鲤鱼能补充人体所需的氨基酸、矿物质和维生素，提供人体必需的营养，增强免疫力。

③强身健体。鲤鱼中富含钾，可增加肌肉强度，强身健体。

④明目养眼。鲤鱼的视网膜上含有大量的维生素A，因此，吃鲤鱼眼睛有明目的功效。

🏺 最佳营养搭配

鲤鱼 + 花生 ✅ 利于人体对营养的吸收

鲤鱼 + 黑豆 ✅ 利水消肿

鲤鱼 + 糯米 ✅ 强身健体

🥦 食用禁忌

①鲤鱼不宜与咸菜同食，否则容易引起消化道癌肿。

②鲤鱼不宜与狗肉同食，否则容易上火。

③鲤鱼不宜与鸡肉同食，否则会阻碍人体对营养物质的吸收。

保健养生食谱

《本草纲目》「鲤，其功长于利小便，故能消肿胀、黄疸、脚气、喘嗽、湿热之病，煮食下气利便。」

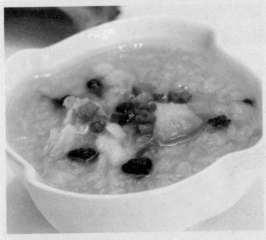

豆豉鲤鱼粥

🍴 材料：糯米80克，鲤鱼50克，豆豉10克

🥄 调料：盐3克，味精2克，葱花、料酒、香油、胡椒粉各适量

🍲 做法：①糯米洗净，用清水浸泡半小时；鲤鱼收拾干净后切小块，用料酒腌渍入味；豆豉快速冲洗。

②锅置火上，放入糯米，加适量清水煮至五成熟。

③放入鱼肉、豆豉煮至米粒开花，加盐、味精、香油、胡椒粉调匀，撒上葱花即可。

🥦 功效：强身健体、开胃消食。

▲ 养生保健功效

①**提神健脑。** 鳝鱼中的卵磷脂能够改善记忆力，缓解专注力退化。

②**增强免疫力。** 鳝鱼中所含的钾有改善机体功能、增强免疫力的功效。

③**调节血糖。** 鳝鱼肉中提炼出来的黄鳝鱼素有降低和调节血糖的作用，其中含有的不饱和脂肪酸有抑制心血管疾病和抗癌消炎的功效。

④**健脑益智。** 鳝鱼含有丰富的不饱和脂肪酸和卵磷脂，是脑细胞不可缺少的营养素，有健脑益智的作用。

▤ 最佳营养搭配

鳝鱼 + 莲藕 ✅ 可以保持体内酸碱平衡

鳝鱼 + 青椒 ✅ 降低血糖

鳝鱼 + 蒜苗 ✅ 延缓衰老

🥦 食用禁忌

①鳝鱼不宜与狗肉同食，否则会引起上火。

②鳝鱼不宜与菠菜同食，否则容易导致腹泻。

③鳝鱼不宜与黄瓜同食，否则会降低其营养价值。

保健养生食谱

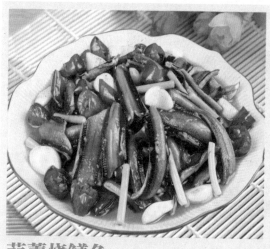

蒜薹烧鳝鱼

🍴 **材料：** 鳝鱼350克，蒜薹100克

🥄 **调料：** 蒜瓣、干辣椒各20克，盐、味精、植物油、辣椒油各适量

🥢 **做法：** ①鳝鱼收拾干净，切段；蒜薹洗净，切段；干辣椒洗净，切段。

②油锅烧热，放入蒜和干辣椒炝锅，加入蒜薹和鳝鱼翻炒。

③加入盐和味精调味，炒熟装盘，淋上辣椒油即可。

🥦 **功效：** 有助于抗衰、提神健脑。

煮 炒 最佳食用方法

水 产

鳝鱼

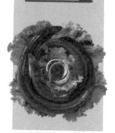

《本草纲目》『鳝鱼添精益髓，壮筋骨。』

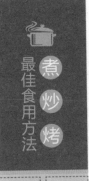

煮 炒 烤
最佳食用方法

水 产

墨鱼

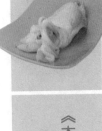

《本草纲目》墨鱼『益气强志』。

🍲 养生保健功效

①止血。墨鱼体内的墨汁是一种全身性止血药，对子宫出血、消化道出血、肺结核或支气管炎咯血和鼻出血均有食疗功效。

②提神醒脑。墨鱼中富含不饱和脂肪酸、牛磺酸，能补充脑力，具有提神健脑的功效。

③补血养颜。墨鱼中含有丰富的钙、磷、铁等元素，可起到预防贫血的作用，同时也有很好的补血功效。

④抗癌。墨鱼的墨汁中含有一种黏多糖，能起到一定的抗癌作用。

🍥 最佳营养搭配

墨鱼+黄瓜 ✅ 清热利尿、健脾益气

墨鱼+香油 ✅ 滋阴补虚

墨鱼+银耳 ✅ 预防面生黑斑、腰膝酸痛

🌶 食用禁忌

①墨鱼不宜与碱同食，否则会不利于人体对营养物质的吸收。

②墨鱼不宜与茄子同食，否则会引发疾病。

保健养生食谱

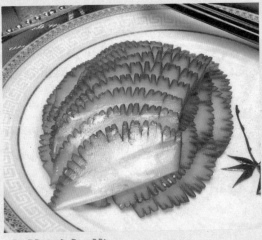

🥢 做法：①墨鱼洗净，切片，用盐腌渍入味备用。

②将墨鱼摆好盘，淋上香油，入烤箱烤几分钟，取出，再刷上一层香油，烤至熟透，取出即可。

🥦 功效：滋阴补虚、提神健脑。

大烤墨鱼花

🔻 材料：墨鱼350克

🥄 调料：盐、香油各适量

🍴 养生保健功效

①延缓衰老。黄鱼中含有丰富的硒，有助于清除人体代谢产生的自由基，延缓衰老。

②防癌抗癌。黄鱼中含有的有效成分对癌症有预防功效。

③滋阴补阳。黄鱼可补中益气、聪耳明目、延缓衰老、滋阴补阳，既能补血，又能使皮肤洁白细腻。

🧂 最佳营养搭配

黄鱼 + 乌梅 ✅ 预防大肠癌

黄鱼 + 竹笋 ✅ 增强免疫力、防癌抗癌

黄鱼 + 鸡蛋 ✅ 延缓衰老

🥦 食用禁忌

①黄鱼不宜与荞麦面同食，否则会引起消化不良。

②黄鱼不宜与羊油同食，否则会加重肠胃负担。

③黄鱼不宜与牛油同食，否则不利于消化。

保健养生食谱

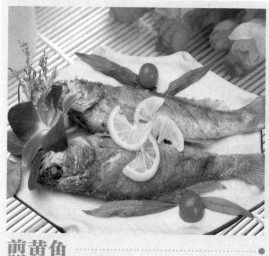

煎黄鱼

🍶 **材料**：黄鱼350克，柠檬4片，鸡蛋1个

🥄 **调料**：盐、料酒、醋、面粉各适量

🍲 **做法**：①将鸡蛋打散，与面粉拌成蛋糊；黄鱼收拾干净，加盐、料酒腌渍，再裹上一层蛋糊。

②油锅烧热，下入裹好的黄鱼，煎至两面呈金黄色。

③烹入醋，加盖煎熟，盛入盘内，上面放柠檬即可。

💎 **功效**：延缓衰老、开胃。

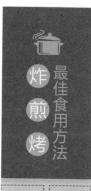

最佳食用方法
炸 煎 烤

水 产

黄鱼

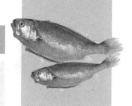

《本草纲目》石首鱼（黄鱼）『甘温开胃，补气添精』。

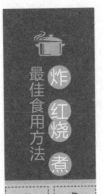

最佳食用方法

炸 红烧 煮

水 产

带鱼

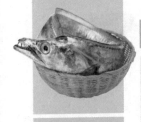

《本草纲目》「带鱼，滋阴、养肝、止血。急慢性肠炎蒸食，能改善症状。」

🍲 养生保健功效

①降低胆固醇。带鱼中富含不饱和脂肪酸，有降低胆固醇的作用。

②提高记忆力。带鱼中富含卵磷脂，能有效增强记忆力，延缓脑细胞死亡，从而提高智力。儿童可常食。

③强身健体。带鱼中含有的优质蛋白质易于被人体消化、吸收，有强身健体、益寿之功效。

④增强免疫力。带鱼中富含的钾能维持神经、肌肉的正常功能，从而增强人体免疫力。

🥗 最佳营养搭配

带鱼 + 生姜 ✅ 保肝、驱寒

带鱼 + 牛奶 ✅ 健脑、补肾

带鱼 + 腐竹 ✅ 补充钙质

🌿 食用禁忌

①带鱼不宜与南瓜同食，否则容易引起中毒。

②带鱼不宜与菠菜同食，否则不利于人体对营养物质的吸收。

③带鱼不宜与猪肝同食，否则会破坏人体对营养成分的吸收。

保健养生食谱

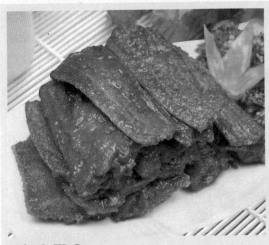

酥骨带鱼

🍴 材料：带鱼400克

🥄 调料：盐3克，葱、生姜、蒜、辣椒油、辣椒面、料酒、生粉、植物油各适量

🍳 做法：①葱、生姜、蒜洗净，均切末；带鱼去鳞、去腮、去内脏，洗净切段，用葱、生姜、蒜、盐、料酒腌渍入味。

②油锅烧热，将拍上生粉的带鱼段炸至酥黄，淋上辣椒油推匀后盛出。

③在带鱼段上撒上辣椒面即可。

🥦 功效：保护肝脏、驱寒。

🔔 养生保健功效

①**安胎。**鲈鱼可缓解胎动不安，是健身补血的佳品。

②**维持神经系统正常。**鲈鱼血中的铜元素有维持神经系统正常功能的作用。

③**促进消化。**鲈鱼益脾胃，补五脏，主治脾虚泻痢、消化不良。

④**补肝肾。**鲈鱼归肝、脾、肾经，具有补肝肾的功效，对肝肾不足的人有很好的补益作用。

🍶 最佳营养搭配

鲈鱼 + 人参 ✅ 提神健脑

鲈鱼 + 胡萝卜 ✅ 延缓衰老

鲈鱼 + 鲈鱼 ✅ 补虚、促进吸收

🥦 食用禁忌

①鲈鱼不宜与奶酪同食，否则不利于人体对钙的吸收。

②鲈鱼不宜与蛤蜊同食，否则会导致铜、铁的流失。

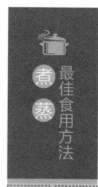

煮 蒸

最佳食用方法

水 产

鲈鱼

保健养生食谱

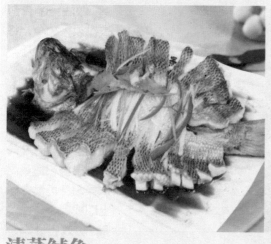

清蒸鲈鱼

🍴 **材料：**鲈鱼1条

🧂 **调料：**盐、料酒、葱丝、红椒丝、生姜丝、酱油、植物油、辣椒面各适量，香菜2克

🍳 **做法：**①鲈鱼收拾干净，剖开，在两面斜切出花刀，抹上盐、料酒腌渍。

②将鲈鱼装盘，入锅蒸15分钟，蒸好后将汤汁倒掉。

③油锅烧热，下酱油、葱丝、红椒丝、生姜丝炒香，再加入辣椒面调匀，淋在鱼身上即可。

💎 **功效：**促进吸收、补肝肾。

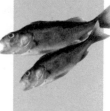

《本草纲目》鲈鱼「安胎、补中」。

拌炒 最佳食用方法

其他

葱

《本草纲目》「葱，外实中空，肺之菜也，肺病宜食之。」

🍽 养生保健功效

①**壮阳补阴**。大葱中含有的各种维生素能维持人体激素正常分泌，还能有效刺激性欲，从而起到"壮阳补阴"的作用。

②**解毒调味**。大葱味辛，性微温，具有发表通阳、解毒调味的作用。

③**预防癌症**。香葱中所含的果胶可明显减少结肠癌的发生，有抗癌作用。葱内的蒜辣素也可以抑制癌细胞生长；葱还含有微量元素硒，能降低胃液内的亚硝酸盐含量，可预防癌症。

🍶 最佳营养搭配

葱 + 芝麻 ✅ 补血养颜

葱 + 蘑菇 ✅ 降低血脂

葱 + 牛肉 ✅ 预防风寒感冒

💠 食用禁忌

①葱不宜与红枣同食，否则容易上火。

②葱不宜与狗肉同食，否则容易增加人体内火。

③葱不宜与豆腐同食，否则不利于人体对营养物质的吸收。

保健养生食谱

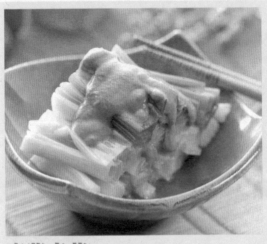

麻酱青葱

🥬 **材料**：青葱500克，芝麻酱10克

🥄 **调料**：酱油10克，果糖5克，菜油适量

🍳 **做法**：①青葱去根须，洗净，将葱白、葱青切开。②水煮沸，加少许盐和几滴菜油，下葱段烫熟，捞起沥干，切段盛盘。③芝麻酱加入酱油、果糖和适量温水拌匀，再淋在葱上即成。

💠 **功效**：补血、润肤。

🍲 养生保健功效

①**发汗解表**。生姜长于发散风寒、化痰止咳，可用于辅助治疗风寒感冒，且常配红枣调和入味。

②**温胃止呕**。生姜散逆气，为呕家圣药，用于缓解胃寒腹痛、呕吐。

③**解毒杀菌**。生姜具有解毒杀菌的作用，在吃松花蛋或鱼、蟹等水产时，可放一些生姜末或生姜汁。

④**促消化**。生姜辣素能刺激舌头上的味觉神经，加快胃肠蠕动及消化液的分泌，起到促进消化的作用。

🧴 最佳营养搭配

生姜 + 醋 ✅ 缓解恶心和呕吐

生姜 + 桂皮 ✅ 活血、驱寒

生姜 + 螃蟹 ✅ 驱寒杀菌

🥦 食用禁忌

①生姜不宜与狗肉同食，否则容易导致上火。

②生姜不宜与马肉同食，否则容易导致痢疾。

③烂生姜、冻生姜不能吃，因为生姜变质后会产生致癌物质。

保健养生食谱

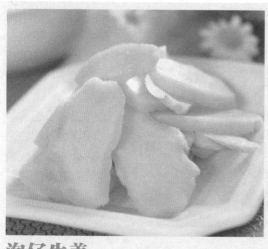

泡仔生姜

✔ 材料：仔生姜1000克

🥄 调料：花椒、八角、桂皮、盐各适量

🥢 **做法：**①将仔生姜洗净、去皮后沥干水分，装入干净坛内。

②锅置于火上，放入盐、八角、花椒、桂皮，倒入适量清水，烧开，置通风处凉凉，倒入坛内。

③密封坛口，泡制一星期左右后取出切片，即可食用。

🌿 **功效：**驱寒、活血。

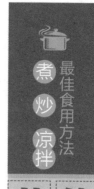

最佳食用方法
煮 炒 凉拌

其 他

生姜

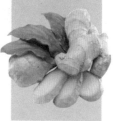

《本草纲目》"生姜，辛而不荤，去邪辟恶……可蔬可茹，可果可药，其利博矣。"

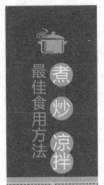

煮 炒 凉拌

最佳食用方法

其 他

蒜

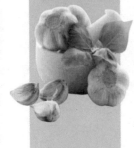

《本草纲目》蒜「其气熏烈，能通五脏，去寒湿，辟邪恶」。

🍵 养生保健功效

①预防心血管疾病。大蒜中的含硫化合物（又称蒜精）具有抑制肝脏中胆固醇生合成 HMGCOA 的作用，进而降低血胆固醇（高血胆固醇是构成动脉硬化、心脏病、高血压的最主要因素）。

②对抗细菌及病毒。蒜精具有杀菌作用，无论是喜氧菌（结核菌）或厌氧菌，蒜精都具有明显的杀灭作用。

③天然的抗氧化剂。蒜精具有抗氧化功效，可抗癌，防细胞变性（突变），对于过氧化物产生的自由基具有中和消除作用。

🧂 最佳营养搭配

蒜 + 醋 ✅ 缓解痢疾、肠炎
蒜 + 洋葱 ✅ 增强人体免疫力
蒜 + 生菜 ✅ 清热解毒

🌷 食用禁忌

①蒜不宜与羊肉同食，否则容易导致体内燥热。

②蒜不宜与芒果同食，否则容易导致肠胃不适。

③蒜不宜与山楂同食，否则容易导致神经衰弱。

保健养生食谱

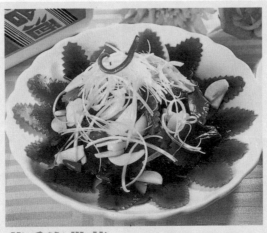

蒜香海带茎

🥄 材料：红椒丝20克，海带茎250克，蒜30克，葱丝30克

🥢 调料：香油10克，味精、盐、植物油各适量

🍳 做法：①将海带茎洗净，浸泡，切齿状片，焯烫后捞出沥干，装盘摆好。

②蒜去衣，切片。

③锅烧热下油，把蒜片、葱丝、红椒丝炝香，盛出和其他调味料一起拌匀，淋在焯熟的海带茎上即可。

🥦 功效：增强免疫力。

Part 2

《本草纲目》中的养生中药材

　　千百年来，中药材在人们日常生活中扮演着保健养生、防病治病的重要角色。本章从传统的中药材中挑选了一些比较常见、有效的中药，通过对其别名、性味、归经、养生保健功效、最佳营养搭配、食用禁忌、选购、贮存等的介绍，从而建立起对该药材的认识。此外，还列举了关于该药材的食谱。适当地服用一些中药材，不仅可以滋养我们的身体，还能保护我们的健康。

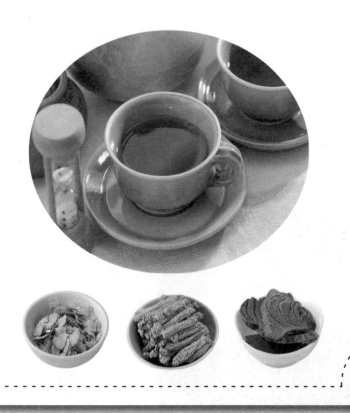

【益气类】

别名：黄参、血参、土精、地精。
性味：性平、微温，味甘、微苦。
归经：归脾、肺经。
保健养生剂量：3～9克。

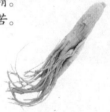

《本草纲目》："人参能补元阳，生阴血，而泻阴火。"

🍽 养生保健功效

①**抵抗衰老**。人参中含有人参皂苷，以及糖类、氨基酸和维生素等成分，有助于推迟细胞衰老，延长细胞寿命。
②**降低血脂**。人参皂苷对脂质代谢有促进作用，可降低血液中的胆固醇含量。
③**护肤美白**。人参的浸出液可被皮肤缓慢吸收，促进皮肤血液循环，具有护肤美白、除皱的功效。

🥄 最佳营养搭配

人参+山药 ✅ 降低胆固醇
人参+鸡肉 ✅ 养血调经
人参+莲子 ✅ 补气健脾

💎 食用禁忌

①不宜与茶叶、咖啡、白萝卜一起食用。
②高血压者不宜食用人参。
③青少年不宜用人参来进补。

🍊 选购

选购人参时，以体长、色棕红或棕黄半透明、皮纹细密有光泽、无黄皮、无霉变、无虫蛀、无破疤者为佳。

🏺 贮存

对已干透的人参，可用塑料袋密封以隔绝空气，置阴凉处保存；对于已生虫的人参，应轻轻敲打去除虫卵和虫体，再置于阳光下晒干即可。

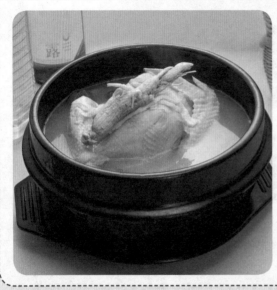

人参鸡汤

🍷 **材料**：人参1克，枸杞子5克，红枣3个，童子鸡1只，板栗肉2个，糯米50克

🥄 **调料**：葱2段，盐4克

🍲 **做法**：①鸡收拾干净；板栗肉、红枣、枸杞子、人参分别洗净；糯米泡好，洗净，将所有材料、葱段一起放入锅中。
②锅中注适量水，上火炖40分钟。
③炖至熟，调入盐，2分钟后即可食用。

🍂 **功效**：益气补肾。

【益气类】

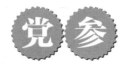

别名：狮头参、东党参、汶元参。

性味：性平，味甘。

归经：归脾、肺经。

保健养生剂量：9~30克。

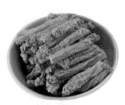

《本草纲目》："党参力能补脾养胃，润肺生津，健运中气……"

🍽 养生保健功效

①**养心安神**。党参中所含的党参皂苷具有镇静、安神、催眠的功效。

②**提神健脑**。党参乙醇提取物有助于增强记忆力，提神健脑。

③**补中益气**。党参是传统补益药，是气血不足者的佳选，具有补中益气、健脾益肺的功效。

✅ 最佳营养搭配

党参+黄芪 ✅ 补气补血

党参+兔肉 ✅ 健脾养胃

党参+土豆 ✅ 健胃补气

🥦 食用禁忌

①不宜与藜芦同食。

②服用党参时忌吃白萝卜，忌饮茶。

③阴虚内热者、内火过盛者禁用党参。

🍵 选购

选购党参时，以条匀、质硬、体轻、气清香、嚼之无渣者为佳。

🗄 贮存

党参含糖分及黏液质较多，在高温和高湿度的环境下极易变软、发黏，因此要充分晾晒，再用纸包好装入密封袋内，置于通风干燥处或冰箱内保存。

党参煮土豆

🥄 **材料**：党参15克，土豆300克

🥢 **调料**：料酒10克，姜片、葱段、盐、味精、香油各适量

🍲 **做法**：①将党参洗净，润透，切段；土豆洗净去皮，切薄片。

②将党参、土豆、姜片、葱段、料酒同入锅内，加水，大火烧沸。

③再用小火烧煮35分钟，加入盐、味精、香油调味即成。

🥦 **功效**：益气、养胃。

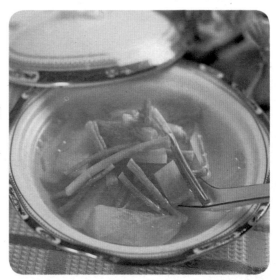

【益气类】

西洋参

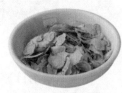

别名：西洋人参、洋参、西参。
性味：性凉，味甘、微苦。
归经：入心、肺、肾三经。
保健养生剂量：3～10克。

《本草纲目》："西洋参能补肺降火，生津液，除烦倦。虚而有火者相宜。"

🍽 养生保健功效

①延缓衰老。西洋参中的皂苷具有养心安神、消除疲劳、延缓衰老等功效。
②降低血压。西洋参可有效降低血压，有助于高血压、冠心病、急性心肌梗死等患者恢复健康。
③防癌抗癌。西洋参可以提高机体免疫力，抑制癌细胞的生长，具有防癌抗癌的作用。

🥢 最佳营养搭配

西洋参+乌鸡 ✅ 健脾益肺、养血
西洋参+燕窝 ✅ 养阴润燥、益气
西洋参+黄芪 ✅ 补气补血

🥦 食用禁忌

①食用西洋参后不要饮茶，因为茶叶中含有大量的鞣酸，会破坏西洋参中的有效成分。
②食用西洋参前后最好不要吃白萝卜。
③西洋参忌与藜芦同用。
④体寒、肢冷、腹泻者忌食。

🍊 选购

选购西洋参时，以条匀、质硬、体轻、表面横纹紧密、味浓者为佳。

🍶 贮存

西洋参应放于阴凉处密封保存，可防潮、防虫。

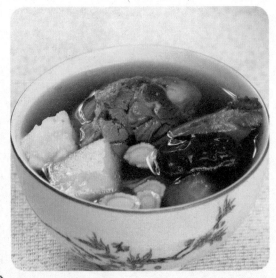

西洋参冬瓜野鸭汤

🥄 材料：西洋参片、石斛、荷梗、红枣各10克，冬瓜100克，野鸭肉300克
🥢 调料：盐3克，生姜适量
🍲 做法：①将野鸭肉洗净，切块。
②中药材、生姜、红枣分别洗净备用；冬瓜洗净去皮切块。
③把所有材料放入锅内，用大火煮沸后，再用小火煲大约2小时，最后加入盐调味即可食用。
🥦 功效：解暑益气。

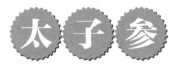

【益气类】

别名：孩儿参、童参、米参。
性味：性平，味甘、微苦。
归经：归脾、肺经。
保健养生剂量：3～10克。

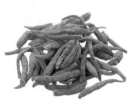

《本草纲目》："太子参可大补元气。"

🍽 养生保健功效

①**增强免疫力**。太子参中含有多种氨基酸、矿物质及太子参多糖，可提高机体免疫力、抗疲劳。
②**补气生津**。太子参具有补气益血、生津的作用。
③**健脾养胃**。太子参含有磷脂、糖类、氨基酸等成分，具有健脾养胃、补肺的功效。

✔ 最佳营养搭配

太子参+莲子 ☑ 健胃消食
太子参+乌梅 ☑ 补虚润燥
太子参+泥鳅 ☑ 健脾益肺

🥦 食用禁忌

①太子参不宜与山药、石斛同食。
②外感患者、风寒感冒未愈者、内火旺盛者不宜服用太子参。

🍠 选购

选购太子参时，应选购表面黄白色、半透明、质脆易折断、断面黄白色而亮者。直接晒干的断面为白色，有粉性，气微，味微甘，以肥润、黄白色、无须根者为佳。

🧴 贮存

干燥的太子参应置于干燥容器内储存，可防潮、防虫。

太子参泥鳅汤

🥄 **材料**：太子参20克，浮小麦150克，蜜枣3颗，泥鳅、猪瘦肉各150克

🥣 **调料**：盐4克

🍲 **做法**：①太子参、浮小麦洗净，放入棉布袋中；猪瘦肉洗净，切块；蜜枣洗净；泥鳅用开水略烫，切段。
②砂锅加水烧开，放入所有材料，用小火煲1小时，除去棉袋，再加盐调味。

💎 **功效**：健脾益肺、宁心安神。

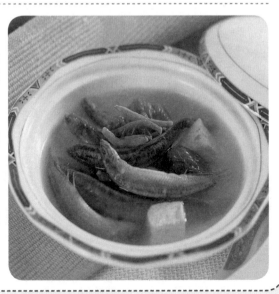

【益气类】

别名：北芪、绵芪、口芪、西黄芪。
性味：性温，味甘。
归经：归肺、脾、肝、肾经。
保健养生剂量：10～30克。

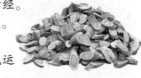

《本草纲目》："黄芪，补肺健脾，卫实敛汗，驱风运毒之药也。"

🍽 养生保健功效

①**增强免疫力。**黄芪中含有黄芪多糖、黄酮、硒等成分，可增强人体免疫力。
②**降低血压。**黄芪中的有效成分具有扩张冠状动脉和外周血管的作用，从而降低血管阻力，可降低血压。
③**防治肾病。**黄芪可以通过调节肾小球疾病的物质代谢紊乱、提高血浆白蛋白水平，降低尿蛋白量，从而起到预防肾病的作用。

🌿 最佳营养搭配

黄芪+羊肉 ✅ 补气固表、升阳举陷
黄芪+山药 ✅ 补气健脾、利尿、抗衰老
黄芪+猪肝 ✅ 补益血气、益肝明目

💎 食用禁忌

①黄芪不宜与白藓皮配伍同用，两者搭配会降低药效。
②表虚邪盛、气滞湿阻、食积内停、阴虚火旺、痈疽热毒明显时，忌用黄芪。

🍊 选购

黄芪以根条粗长、皱纹少、菊花心鲜明、空洞小、破皮少、质坚而长、粉性足、味甜者为佳。

🫙 贮存

黄芪应放在通风干燥处保存，以防潮湿、防虫蛀。

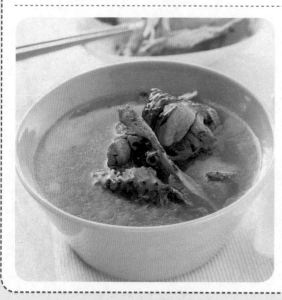

当归黄芪乌鸡汤

🍶 材料：当归、黄芪各25克，乌鸡腿1只

🥄 调料：盐4克

🍲 做法：①鸡腿剁块，放入沸水中余烫，捞出洗净。
②鸡腿和洗净的当归、黄芪一起放入锅中，加1800毫升水，以大火煮开，转小火续炖25分钟。
③加盐调味即成。

🥦 功效：益气补血。

【益气类】

山药

别名：怀山药、山芋、山薯、山蓣。
性味：性平，味甘。
归经：归脾、肺、肾经。
保健养生剂量：5～15克。

《本草纲目》："山药益肾气，健脾胃，止泄痢，化痰涎，润皮毛。"

🍲 养生保健功效

①补气消食。山药能促进肠胃蠕动，帮助消化以及缓解食欲不振、便秘等病症。
②降低血糖。山药中含有的黏液蛋白可降低血糖，是糖尿病患者的食疗佳品。
③滋阴润肺。山药中含有的黏液质、皂苷有润肺的功效。
④延缓衰老。山药中含有的大量黏液蛋白、维生素等成分，有延缓衰老的功效。

🥢 最佳营养搭配

山药+鸡肉 ✔ 益气补虚
山药+桂圆 ✔ 养心安神
山药+猪肉 ✔ 滋补强身

🥦 食用禁忌

①山药忌与碱性药物（如胃乳片）搭配同食。
②肠胃积滞、阴虚燥热、疔疮疖肿者不宜食用山药。

🍑 选购

购买干品山药应以质坚实、粉性足、色洁白、干燥者为最佳；购买鲜品山药时应以体重、肉质雪白者为佳。

🧴 贮存

经烘干的山药要存放在通风干燥处，防潮、防蛀；鲜品山药可放于冰箱内保存。

山药黄精炖鸡

🍶 材料：黄精30克，山药20克，鸡肉1000克

🥄 调料：盐4克

🍲 做法：①将鸡肉洗净，切块，入沸水中焯去血水；黄精、山药洗净备用。
②把鸡肉、黄精、山药一起放入炖盅，加水适量。
③隔水炖熟，下入盐调味即可。

🥦 功效：补中益气、滋阴润燥。

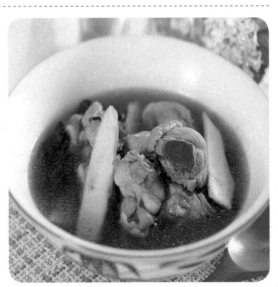

【益气类】

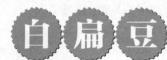

白扁豆

别名：峨眉豆、羊眼豆、肉豆。
性味：性微温，味甘。
归经：归脾、胃经。
保健养生剂量：10~15克。

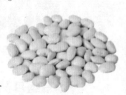

《本草纲目》：白扁豆"入太阴气分，通利三焦，能化清降浊，故专治中宫之病，消暑除湿而解毒也"。

🍽 养生保健功效

①健脾化湿。白扁豆中含有蛋白质、脂肪油、烟酸等成分，具有健脾化湿、和中消暑、利水消肿等功效，主治脾胃虚弱、食欲不振、大便溏泻、夏日暑湿吐泻、胸闷腹胀等肠胃不适症。

②抗病毒。白扁豆中含有抑制病毒的成分，具有抗病毒、降低血糖、增强造血功能、抗肿瘤等作用。

🥢 最佳营养搭配

白扁豆+人参 ✅ 益气补虚
白扁豆+大米 ✅ 健脾和中
白扁豆+山药 ✅ 补益脾胃

🥦 食用禁忌

①实热、肠燥便秘者不宜食用白扁豆。
②白扁豆有一定的毒性，加热处理可以使其失去部分毒性，所以食用时一定要煮熟、蒸透。

🍋 选购

选购白扁豆时，以选质坚硬、粒大、饱满、气味微淡、嚼之有豆腥气、色白者为佳。小颗粒、不饱满的白扁豆不宜选购。

🍶 贮存

白扁豆可装于干净的塑料袋中，再放置于阴凉干燥处密封保存。

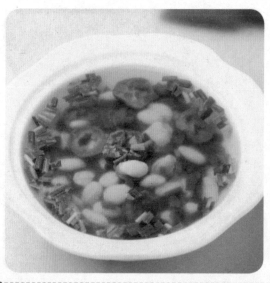

山楂白扁豆韭菜汤

🥄 材料： 白扁豆150克，韭菜80克，山楂干15克

🥄 调料： 盐、鸡精各2克

🍲 做法： ①韭菜洗净，切段；山楂干和白扁豆分别洗净。

②砂锅置火上，加适量水烧开，倒入山楂干、白扁豆，用大火煮开，转小火煲煮约40分钟至食材熟透。

③倒入韭菜段煮至熟透，再加入盐、鸡精煮至入味。

🥦 功效： 益气补血、健脾养胃。

【益气类】

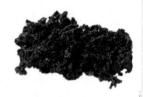

绞 股 蓝

别名：七叶胆、小苦药、遍地生根。
性味：性凉，味苦，微甘。
归经：归肺、脾、肾经。
保健养生剂量：15～30克。

《**本草纲目**》："饮用绞股蓝，治疗气管炎、咽喉炎、偏头痛，降血压、降血脂、助睡眠等。"

🔔 养生保健功效

①**降压降脂**。绞股蓝具有降血脂、调血压、助眠、止咳祛痰等作用。

②**促进血液循环**。绞股蓝能加强血液循环，促进新陈代谢，从而使皮肤保持润泽。

③**延缓衰老**。绞股蓝被称为"神奇的不老长寿草"，有延缓衰老、防癌抗癌等功效。

🍵 最佳营养搭配

绞股蓝+何首乌 ✅ 养血益气
绞股蓝+菊花 ✅ 降脂降压
绞股蓝+绿茶 ✅ 降低血脂

🥦 食用禁忌

①脾胃虚寒、腹泻者不宜食用绞股蓝。

②若食用绞股蓝后出现头晕、眼花、呕吐、腹胀、腹泻等症状，应立刻停止食用。

🍑 选购

选购绞股蓝时，应以清香味重者为佳品；劣质绞股蓝闻之有梅干菜味或无臭无味，这种绞股蓝最好不要购买。

🍶 贮存

绞股蓝最好置于避光、阴凉、干燥处保存。

绞股蓝绿茶

材料：绞股蓝8克，绿茶2克

调料：蜂蜜一匙

做法：①先将绞股蓝洗净烘焙去腥味，研为细末。

②将绞股蓝与准备好的绿茶一起放入茶杯中。

③倒入沸水，冲泡5分钟后，加蜂蜜搅拌均匀即可饮用。

功效：补血益气、降低血脂。

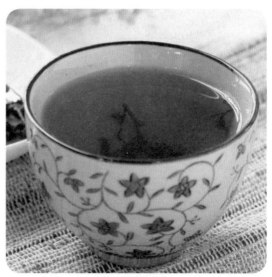

【补血类】

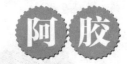

别名： 驴皮胶、傅致胶、盆覆胶。
性味： 性平，味甘。
归经： 归肺、肝、肾经。
保健养生剂量： 3~10克。

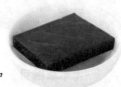

《本草纲目》： 阿胶"疗吐血、衄血、血淋、尿血……和血滋阴，除风润燥"。

🍲 养生保健功效

①**补血活血。** 阿胶可以促进红细胞与血红蛋白的生成，具有补血、抗贫血、止血的作用。

②**美容养颜。** 阿胶具有滋阴润燥、护肤养颜的功效，是女性美容养颜之佳品。

③**延缓衰老。** 阿胶中含有丰富的胶原蛋白和钙等，具有增强人体免疫力、延缓衰老的功效。

🥄 最佳营养搭配

阿胶+米酒 ✅ 养血补虚

阿胶+枸杞子 ✅ 养胎、安胎

阿胶+糯米 ✅ 滋阴补虚

🥦 食用禁忌

①口干舌燥、潮热盗汗、脾胃有湿、大便溏稀者慎服阿胶。

②阿胶忌与白萝卜、浓茶同服。

🍊 选购

优质阿胶一般为长方形、平整的胶块，胶片大小、厚薄均匀，胶块表面光亮、色泽均匀，呈棕褐色。而劣质阿胶胶片大小、厚薄不一，而且有油孔，色泽不均匀，偏黑，胶片表面无光泽。

🫙 贮存

阿胶应该在干燥、阴凉的条件下密封保存。

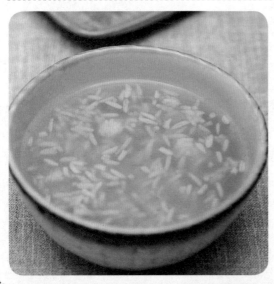

甜酒煮阿胶

🥄 材料： 阿胶12克，甜酒500克

🥄 调料： 片糖适量

🍲 做法： ①将阿胶洗净，泡发。

②将砂锅洗净，倒入适量清水，再倒入甜酒，加热至沸腾。

③放入泡好的阿胶后搅拌均匀，将大火转入小火，待开，再加入片糖，继续加热，至阿胶、片糖完全溶化即可。

🥄 功效： 滋阴、补血、活血。

【补血类】

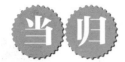

当归

别名：全当归、秦当归、云当归、川当归、西当归。
性味：性温，味甘、辛。
归经：归肝、心、脾经。
保健养生剂量：10～40克。

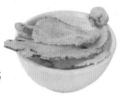

《本草纲目》：当归"治头痛，心腹诸痛，润肠胃、筋骨、皮肤……和血补血"。

🔔 养生保健功效

①**补血。**当归中含有挥发油、氨基酸、有机酸、维生素和微量元素等成分，能提升机体造血功能，具有补血的功效。
②**抗衰老。**当归中含有维生素E和硒等微量元素，具有抗衰老作用。
③**调经止痛。**当归中含有兴奋和抑制子宫平滑肌的成分，具有双向调节作用，可调经止痛。

🥄 最佳营养搭配

当归+鸡肉 ✅ 滋补肝肾、补脾
当归+墨鱼 ✅ 补血、增强免疫力
当归+羊肉 ✅ 补血、散寒止痛

🥦 食用禁忌

①本品属甘温润补之品，热盛出血者、湿盛中满者及大便溏泄者慎服。
②孕妇、儿童不宜食用当归。

🍋 选购

选购当归应以主根粗长、皮细、油润、外皮呈棕黄色、断面呈黄白色，质实体重、粉性足、香气浓郁者为佳品。

🫙 贮存

最好用陶瓷容器保存当归，也可装入塑料袋再放入容器中，但忌用铁制容器存放，以免走油后使铁生锈，污染药材。

当归墨鱼汤

✓ 材料：当归5克，墨鱼干40克
调料：姜片20克，盐2克，米酒适量
做法：①墨鱼干洗净，用温水泡至墨鱼肉发开；当归洗净备用。
②锅中水烧开，放入墨鱼干、当归，再放入姜片、米酒，用小火煲煮约30分钟，至食材完全熟透。
③调入盐搅拌均匀，再续煮片刻，至入味即可。
功效：补血、增强免疫力。

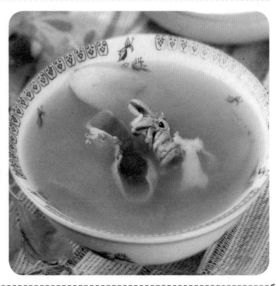

【补血类】

熟 地 黄

别名：熟地、地黄根、大熟地。

性味：性微温，味甘。

归经：归肝、肾经。

保健养生剂量：10～30克。

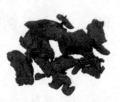

《本草纲目》：熟地黄"添骨髓，长肌肉，生精血，补五脏、内伤不足，通血脉，利耳目，黑须发"。

🍽 养生保健功效

①补血。熟地黄含有地黄多糖、地黄低聚糖等成分，可促进造血干细胞的增殖，具有造血、补血的作用。

②调节血糖。熟地黄还具有明显的调节血糖、降低血糖的功效，对糖尿病患者有食疗作用。

③降低血压。熟地黄中的地黄水提取液具有明显的降低血压的功效。

🥢 最佳营养搭配

熟地黄+排骨 ✅ 补血滋阴、益精添髓

熟地黄+鸭肉 ✅ 滋肾补肺、润燥止咳

熟地黄+乌鸡 ✅ 补血强身、益精添髓

🥦 食用禁忌

①消化不良、脾胃虚寒、大便泄泻者不宜服用熟地黄。

②煎煮熟地黄时不可用铜、铁器。

🍊 选购

熟地黄为不规则的块状，内外均呈漆黑色，有光泽，外表皱缩不平，黏性大，质柔软，味甜。选购熟地黄时，以体重肥大、质地柔软、断面乌黑油亮、味甜、黏性大者为佳。

🍶 贮存

熟地黄应置于通风干燥处密封保存，并防霉、防虫蛀。

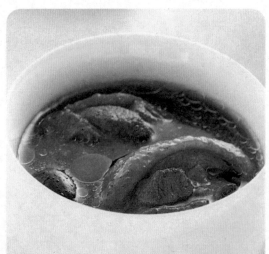

熟地黄鸡汤

📎 材料：熟地黄25克，山茱萸10克，山药10克，丹皮10克，茯苓10克，泽泻5克，红枣8颗，鸡腿150克

🍲 做法：①鸡腿剁块，放入沸水中汆烫，捞出洗净。

②将鸡腿和所有洗净的药材一起放入炖锅，加6碗水以大火煮开。

③转小火慢炖30分钟即成。

🥦 功效：补养肝肾、增强免疫力。

【补血类】 何 首 乌

别名：制首乌、首乌、赤首乌。
性味：性温，味甘苦涩。
归经：归肝、心、肾经。
保健养生剂量：10～40克。

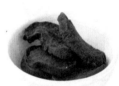

《本草纲目》：何首乌"养血益肝，固精益肾、健筋骨，乌发，为滋补良药"。

🍲 养生保健功效

①**补血养颜**。何首乌可改善由贫血造成的头晕目眩，具有补血养颜、祛皱护肤的功效。

②**延缓衰老**。何首乌有助于增加机体的核酸含量，增强血液中的肝蛋白活性，可抗氧化，有明显的延缓衰老的功效。

③**乌发**。何首乌是护发乌发的滋补佳品，有补肝益肾、养血祛风的功效。

🍵 最佳营养搭配

何首乌+黑豆 ✅ 补肾乌发

何首乌+猪肝 ✅ 养肝明目、乌发

何首乌+乌鸡 ✅ 活血养血

🥦 食用禁忌

①食积腹胀者、风寒感冒未愈者、高胆固醇患者不宜食用。

②何首乌忌与葱、萝卜、猪血同食。

③何首乌忌在铁器中煮食。

④服用何首乌后如有过敏现象应立即停止服用。

🐚 选购

选购何首乌时应以质坚体重、粉性足者为佳。

🍶 贮存

何首乌应置于干燥、通风处密封储存，以免生潮、生虫。

何首乌茶

🥄 **材料**：何首乌5克，泽泻、丹参各3克

🍵 **调料**：绿茶适量

🫕 **做法**：①何首乌、泽泻、丹参均洗净备用。

②把所有材料放入锅里，加水煎15分钟。

③滤去渣后即可饮用。

💎 **功效**：活血养血、乌发。

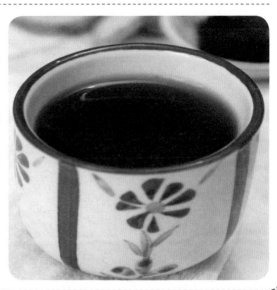

【补血类】

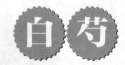
白芍

别名：将离、金芍药、杭勺、芍药。
性味：性凉，味苦、酸。
归经：归肝、脾经。
保健养生剂量：10~20克。

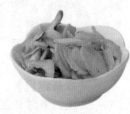

《本草纲目》：白芍"益脾，能于土中泻木"。

🍽 养生保健功效

①**抗炎、增强免疫力**。白芍中所含的白芍总苷具有抗炎、调节免疫功能等药理作用，临床上用于辅助治疗类风湿性关节炎及老年病，效果较好。

②**延缓衰老**。白芍中含有丹皮总苷、芍药总苷，可清除自由基，具有抗氧化的作用，有助于延缓衰老。

🌾 最佳营养搭配

白芍+瘦肉 ✅ 疏肝和胃

白芍+猪尾 ✅ 养血敛阴

白芍+猪肝 ✅ 补肝养血

🥦 食用禁忌

①小儿麻疹期间忌服白芍。

②虚寒腹痛泄泻者慎服白芍。

③白芍不宜与藜芦同食。

🍊 选购

选购白芍时，应以根粗、质坚、无白心或裂隙者为佳。

🍶 贮存

应将白芍置于干燥的容器内保存，防虫蛀、发霉。

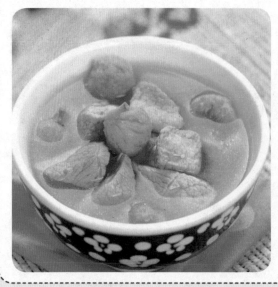

白芍无花果瘦肉汤

🥄 **材料**：山药、黄芪、白芍各10克，瘦肉300克，无花果少许

🥄 **调料**：盐3克，鸡精2克

🍲 **做法**：①瘦肉洗净，切块，余水备用；无花果洗净；山药洗净，去皮，切块；黄芪、白芍洗净。

②将瘦肉、无花果、山药、黄芪、白芍放入锅中，加适量清水，大火烧沸后以小火慢炖至山药酥软，加入盐、鸡精调味即可。

🥦 **功效**：补血益气、防癌抗癌。

【补血类】

桂圆肉

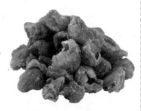

别名： 蜜脾、龙眼干、龙眼肉。
性味： 性温，味甜。
归经： 归心、脾经。
保健养生剂量： 10～30克。

《本草纲目》：桂圆肉"开胃益脾，补虚长智"。

♨ 养生保健功效

①补益气血。桂圆肉中含有葡萄糖、蔗糖、酒石酸、胆碱及蛋白质、脂肪等成分，具有补益气血的功效，适用于病后体虚、血虚萎黄、气血不足等病症。

②缓解压力。桂圆肉具有缓解压力、安神静心、改善睡眠等功效，适用于神经衰弱、心悸怔忡、健忘失眠等病症。

☞ 最佳营养搭配

桂圆肉+鸡肉 ✔ 益气补血

桂圆肉+红枣 ✔ 安神助眠

桂圆肉+猪腰 ✔ 补血养颜

🥦 食用禁忌

①孕妇最好不要食用桂圆肉。

②无食欲、腹胀、舌苔厚腻、大便滑泻，以及慢性胃炎患者不宜服用。

③桂圆属温热食物，多食易滞气，有上火发炎症状时不宜食用。

🍊 选购

应以颗粒大小均匀、凸圆中空、色泽统一、明黄澄白、玲珑剔透、手感干爽、无杂质和添加剂者为佳。

🫙 贮存

干桂圆肉可放置在密封容器中保存；鲜品桂圆应放在冰箱内冷藏保存。

桂圆红枣猪腰汤

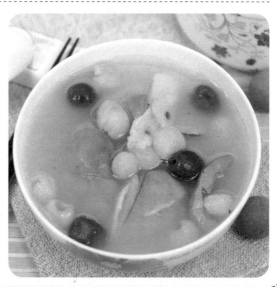

Ⅴ 材料： 猪腰150克，桂圆肉20克，红枣2颗

☞ 调料： 盐1克，姜片适量

🍲 做法： ①猪腰洗净，切开，除去白色筋膜；红枣、桂圆肉分别洗净。

②锅中注水烧沸，入猪腰飞水去除血沫，捞出切块。

③将适量清水放入煲内，大火煲滚后加入所有食材，改用小火煲2小时，加盐调味即可。

🥦 功效： 补血养颜、保肝护肾。

【滋阴类】

枸 杞 子

别名：枸杞红实、甜菜子、西枸杞、枸杞果。

性味：性平，味甘。

归经：归肝、肾、肺经。

保健养生剂量：5～30克。

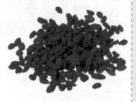

《本草纲目》：枸杞子"补精气诸不足，易颜色，变白，明目安神，令人长寿"。

🔔 养生保健功效

①补益肝肾。枸杞子含胡萝卜素、甜菜碱、氨基酸等成分，可抑制脂肪在肝内沉积，促进肝细胞的新生，有补益肝肾的作用。

②降低血糖。枸杞子可降低血糖，提高血清胰岛素水平。

③抵抗疲劳。枸杞子中含有的枸杞多糖能增加肌糖原、肝糖原的贮备量，提高人体活力，有抗疲劳的作用。

🍵 最佳营养搭配

枸杞子+鸡蛋 ✅ 抗老防衰

枸杞子+甲鱼 ✅ 补肾、宁心安神

枸杞子+西蓝花 ✅ 有利于营养吸收

🥦 食用禁忌

感冒发热患者、外邪实热者、脾虚湿热泄泻者不宜食用枸杞子。

🍐 选购

选购枸杞子时，应以表面鲜红色至暗红色，有不规则皱纹，略具光泽，闻之没有异味和刺激气味，口感甜润，无苦味、涩味者为优质品。如果枸杞子的红色太过鲜亮，可能被硫黄熏过，吃起来会有酸味，不宜选购。

🏺 贮存

可将枸杞子子放入干燥的容器内，再置于阴凉干燥处保存，防潮、防蛀。

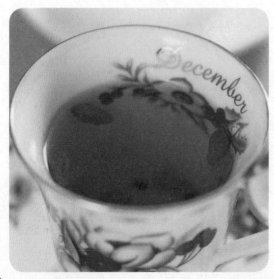

决明枸杞茶

🍶 材料：决明子5克，枸杞子5克

🍵 调料：砂糖适量

🍲 做法：①决明子洗净盛入锅中，加350毫升水以大火煮开，转小火续煮15分钟。

②加入洗净的枸杞子、砂糖续煮5分钟，出锅即可。

🥦 功效：养颜护肤、增强体质。

【滋阴类】

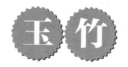

别名：委萎、山姜、芦莉花、连竹、西竹。
性味：性平，味甘。
归经：归肺、胃经。
保健养生剂量：10～15克。

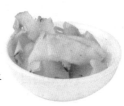

《本草纲目》：玉竹"主风温自汗灼热，及劳疟寒热，脾胃虚乏，男子小便频数，失精，一切虚损"。

🍽 养生保健功效

①**养阴润燥**。玉竹是补阴圣品，具有养阴润燥、除烦止渴的功效。
②**降低血糖**。玉竹可改善人体的耐糖功能，具有降低血糖的功效，对糖尿病患者有食疗作用。
③**养心安神**。玉竹有养心安神的作用，可缓解心绞痛、心悸等症状。

🍵 最佳营养搭配

玉竹+鸭肉 ✅ 滋阴清热、润肠通便
玉竹+鸡肉 ✅ 滋润养颜、养胃生津
玉竹+鲫鱼 ✅ 生津止渴、润肺养颜

🥦 食用禁忌

①食用玉竹前最好先浸泡、洗净，以免有硫黄残留。
②胃有痰湿气滞者忌服玉竹。

🍋 选购

选购玉竹时，以条长、肉肥、黄白色、光泽柔润、嚼之略黏者为佳品。

🫙 贮存

应将玉竹置于通风干燥处保存，预防发霉与虫蛀。

玉竹炒猪心

材料：玉竹10克，猪心300克
调料：姜片、盐、卤汁、味精、植物油、香油各适量
做法：①玉竹洗净，用水浸泡。
②猪心剖开洗净，切片，与姜片同置锅内，余水，捞出。
③将猪心、玉竹放在卤汁锅内，用小火煮熟后捞起。在锅内加油烧热，放入猪心、玉竹、盐、味精和香油炒熟即可。

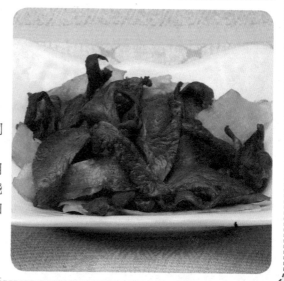

功效：养阴生津、宁心安神。

【滋阴类】

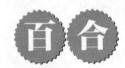

百 合

别名：白百合、玉手炉、倒仙。

性味：性微寒，味甘。

归经：归肺、心经。

保健养生剂量：10～30克。

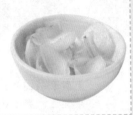

《本草纲目》：百合有"润肺止咳、宁心安神、补中益气"的功效。

🍲 养生保健功效

①化痰止咳。百合可化痰祛痰，并且有助于润肺止咳。

②增强免疫力。百合中含有的氨基酸、多糖和蛋白质，具有提高人体免疫力的功效。

③延缓衰老。百合中所含的维生素能帮助人体排出有害物质，起到延缓衰老的作用。

🥄 最佳营养搭配

百合+粳米 ✅ 滋阴养心

百合+乌鸡 ✅ 滋阴补血

百合+杏仁 ✅ 补肺滋阴

🥦 食用禁忌

①百合中所含的秋水仙碱对肠胃有刺激作用，用量过多可产生恶心、呕吐、食欲减退、腹泻等胃肠道症状。

②风寒咳嗽、脾虚便溏、痰湿中阻、食积腹胀者不宜食用百合。

🍊 选购

选购百合一般以肉质肥厚，叶瓣均匀，色泽黄白，质地硬、脆，筋少，底部凹处泥土少，无黑片、油片者为好。

🍶 贮存

可将干百合放于干燥的容器内贮存。若发现霉变、虫蛀，应及时晾晒。

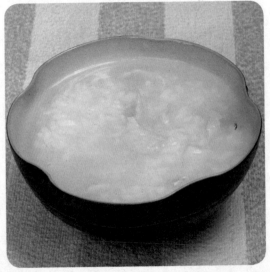

百合粳米粥

🥄 材料：百合50克，粳米50克

🥄 调料：冰糖适量

🥄 做法：①先将粳米洗净、泡发；百合洗净备用。

②将粳米倒入砂锅内，加适量水，用大火烧沸后，改小火煮40分钟。

③加入百合，稍煮片刻，在起锅前，加入冰糖调味即可。

🥄 功效：润肺止咳、养心安神。

【滋阴类】

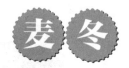

麦冬

别名： 寸冬、川麦冬、麦门冬。
性味： 性微寒，味甘、微苦。
归经： 归心、肺、胃经。
保健养生剂量： 5～20克。

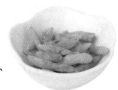

《本草纲目》："麦冬以地黄为使，服之令人头不白，补髓，通肾气，定喘促……"

🔔 养生保健功效

①**增强免疫力。** 麦冬的主要成分是麦冬皂苷，另含高黄酮类化合物和挥发油等成分，具有增强人体免疫力的功效。
②**降低血糖。** 麦冬有助于提升胰岛素功能，从而降低血糖。
③**改善心肌。** 麦冬还含有植物甾醇、单糖类成分，能提高机体的耐缺氧能力，增加冠状动脉的血流量，改善心肌。

🥢 最佳营养搭配

麦冬+甲鱼 ✅ 清热解毒
麦冬+山药 ✅ 养阴润肺
麦冬+瘦肉 ✅ 滋阴补虚

🥦 食用禁忌

①麦冬不宜与黑木耳同食，否则容易引起胸闷不适感。
②脾胃虚寒泄泻、胃有痰饮湿浊、风寒咳嗽、大便稀薄者忌用麦冬。

🍐 选购

选购麦冬时，应以表面色黄白、完整肥大、皮细嫩、半透明、味甘、气香、嚼之发黏、无发霉者为佳。

🫙 贮存

麦冬可放在干燥的塑料袋内保存，防虫、防潮。

党参麦冬瘦肉汤

材料： 瘦肉300克，党参15克，麦冬10克，山药适量
调料： 盐4克，鸡精3克，姜片适量
做法： ①瘦肉洗净，切块，汆水；党参、麦冬分别洗净；山药洗净，去皮，切片。
②锅中注水烧沸，放入瘦肉、党参、麦冬、山药、姜片，用大火炖，待山药变软后改小火炖至熟烂，加入盐和鸡精调味即可。
功效： 滋阴补虚、行气散结。

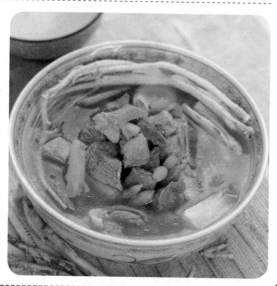

[滋阴类] 黄精

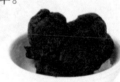

别名： 黄之、鸡头参、太阳草。

性味： 性平，味甘。

归经： 归脾、肺、肾经。

保健养生剂量： 5~15克。

《本草纲目》："消黄气，黄精叶，煲鱼肉食。"

🍲 养生保健功效

①**降低血压。** 黄精有降低血压的作用，对高血压、动脉硬化等心脑血管疾病有一定预防作用。

②**养阴润肺。** 黄精中含有黏液质、淀粉、糖类及氨基酸等成分有养阴益气、健脾润肺、益肾养肝的功效。

③**增强免疫力。** 黄精中含有多种有效成分，可以增强人体免疫力，强壮身体。

🥗 最佳营养搭配

黄精+猪骨 ✅ 补血养颜、滋阴

黄精+鸡肉 ✅ 养血补气、乌发

黄精+乳鸽 ✅ 补血养颜、安神

🥦 食用禁忌

①脾胃虚寒、腹泻便溏、食欲不振者慎服黄精。

②黄精不宜与乌梅同食。

③服用黄精期间忌食冰冷食物。

🍑 选购

应以色黄、块大、质润泽、断面透明、味甘者为佳。

🍶 贮存

可放于冰箱内冷藏保存，也可置于阴凉干燥处密封保存。

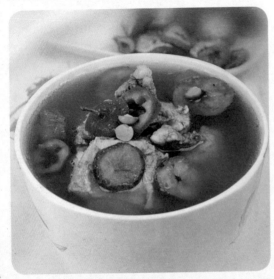

山楂黄精猪骨汤

材料： 山楂175克，猪脊骨150克，黄精5克

调料： 清汤适量，盐4克，姜片3克，白糖4克

做法： ①将山楂洗净去核；猪脊骨洗净斩块，氽水洗净备用；黄精洗净。

②净锅上火倒入清汤，调入盐、姜片、黄精烧开30分钟，再下入猪脊骨、山楂煲至熟，调入白糖搅匀即可。

功效： 滋阴润燥、补血养颜。

【滋阴类】

 北 沙 参

别名：银条参、北条参、辽沙参。
性味：性凉，味甘、苦。
归经：入胃、肺经。
保健养生剂量：5～15克。

《本草纲目》："沙参甘淡而寒，其体轻虚，专补肺气，因而益脾与肾，故金能受火克者宜之。"

🍱 养生保健功效

①益脾健胃。北沙参主要有养阴清肺、祛痰止咳、益脾健胃、养肝补肾、生津祛痰的功效。

②治疗肺热。北沙参有助于缓解肺热、阴虚引起的肺热咳嗽、痨嗽咯血，及热病伤津引起的食欲不振、口渴舌干、大便秘结，秋季干燥引起的干咳少痰、咽干音哑、皮肤干燥瘙痒者也适合食用。

🍃 最佳营养搭配

北沙参+鸭肉 ✅ 养阴润燥

北沙参+牛肉 ✅ 祛痰止咳

北沙参+猪肚 ✅ 增强体力

🥦 食用禁忌

①脏腑无实热，风寒引起的咳嗽、不适者勿服沙参。

②服用藜芦时忌服沙参。

🍬 选购

北沙参以周边粗糙、气特异、气味甘、色黄白者为佳。

🫙 贮存

可将北沙参放在干燥的容器内或干净的塑料袋中密封保存，再置于避光、通风处。

梨皮沙参大米粥

🥄 材料：沙参20克，梨皮20克，大米100克

🍵 调料：白糖适量

🍲 做法：①大米洗净泡发；梨皮洗净切条；沙参洗净。

②锅置火上，注水后放入大米，用旺火煮至米粒开花。

③放入梨皮、沙参，改用小火煮至粥能闻见香味时，放入白糖调味即可食用。

🥦 功效：清热解毒、降火。

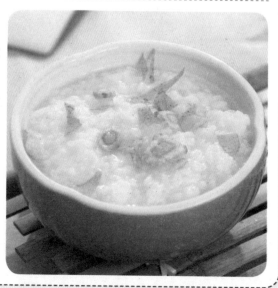

【滋阴类】

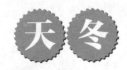

天冬

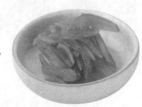

别名：天门冬、大当门根、多儿母。
性味：性寒，味甘、苦。
归经：归肺、肾、胃经。
保健养生剂量：5～20克。

《本草纲目》：天冬"润肺滋阴，清金降火"。

🔔 养生保健功效

①**防癌抗癌。**天冬的水煎剂可改善直肠癌、结肠癌产生的症状，缓解白血病症状。
②**抗菌。**天冬能抗菌，其水煎剂可抑制白喉杆菌、溶血性链球菌等多种病菌。
③**预防溃疡。**天冬所含的天冬素可预防胃溃疡、十二直肠溃疡。

🍴 最佳营养搭配

天冬+核桃仁 ✅ 清肺生津
天冬+橘叶 ✅ 清热散结
天冬+莲藕 ✅ 滋阴润肺、清热

🥦 食用禁忌

①脾胃虚寒、便溏者忌服天冬。
②服用天冬期间忌食鲤鱼。

🍊 选购

选购天冬时，以肥满、质密、色黄白、半透明、干燥无根须者为佳。

🫙 贮存

可将天冬放在干燥的容器内密封保存，防虫蛀、防潮湿。

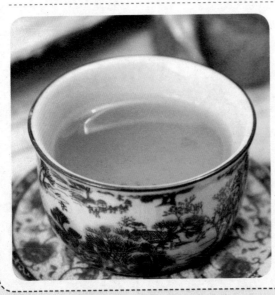

天冬橘叶饮

材料：天冬12克，橘叶20克
调料：红糖适量
做法：①将天冬、橘叶分别用水清洗。
②将天冬、橘叶一起放入砂锅中，加水2000毫升。
③用中火煮沸约20分钟，去渣取汁加入红糖，频饮。
功效：养阴生津，清热散结。

【滋阴类】

女贞子

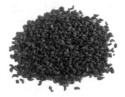

别名：女贞、女贞实、冬青子、白蜡树子。

性味：性平，味苦、甘。

归经：归肝、肾经。

保健养生剂量：6～15克。

《本草纲目》："本草女贞子可补中，安五脏，养精神，除百病。"

🍵 养生保健功效

①**降压降糖**。女贞子可以增加冠状动脉血流量，有降脂、降血糖、降低血液黏度的作用。

②**滋阴补肾**。女贞子中含葡萄糖、油酸、亚麻酸、脂肪油等成分，具有补肝肾、强腰膝的功效。可用于治疗阴虚内热、头晕目花、耳鸣、腰膝酸软、须发早白等症。

🍃 最佳营养搭配

女贞子+鸭肉 ✅ 滋补肝肾

女贞子+大米 ✅ 降脂降糖

女贞子+枸杞子 ✅ 滋阴补肾

🥦 食用禁忌

脾胃虚寒泄泻者、肾阳不足者不宜食用女贞子。

🍑 选购

选购女贞子时，应以粒大、色黑及味甘、苦、涩者为佳。

🏺 贮存

应将女贞子放在干燥的容器内密封保存，防虫、防霉。

女贞子鸭汤

🥄 **材料**：枸杞子15克，熟地黄20克，淮山20克，女贞子30克，牡丹皮10克，泽泻10克，鸭肉500克

🥣 **调料**：盐适量

🍲 **做法**：①将白鸭宰杀，去毛及内脏，洗净斩块。

②将枸杞子、熟地黄、淮山、女贞子、牡丹皮、泽泻分别洗净，与鸭肉同放入锅中，加适量清水，煮至鸭肉熟烂，最后加盐调味即可。

🥦 **功效**：滋补肝肾、养胃。

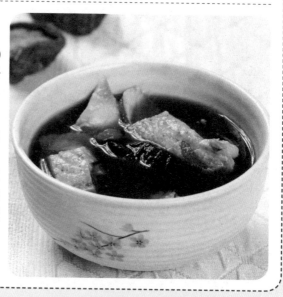

【壮阳类】

鹿茸

别名： 斑龙珠、黄毛茸、青毛茸。
性味： 性温，味甘、咸。
归经： 归肾、肝经。
保健养生剂量： 3～10克。

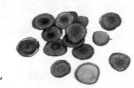

《本草纲目》："鹿茸性甘温，为壮阳之品，能补元阳，治虚劳，添精血。"

🔔 养生保健功效

①**补肾壮阳。** 鹿茸有补肾壮阳、益精生血、强筋壮骨的功效，适用于肾阳不足、精血虚亏、阳痿早泄、宫寒不孕等病症。

②**增强免疫力。** 鹿茸通过增强超氧化歧化酶的活性和抑制脂质过氧化反应的作用，可以提高机体的抗氧化能力，具有增强免疫力、延缓衰老的功效。

✏️ 最佳营养搭配

鹿茸+枸杞子 ✅ 补气血、益精髓
鹿茸+乌鸡 ✅ 保肝护肾
鹿茸+红枣 ✅ 强身健体

🍴 食用禁忌

①阴虚阳亢、血分有热、胃火炽盛、肺有痰热及外感热病者不宜服用鹿茸。
②在服用鹿茸时要注意剂量，宜从小量开始，缓缓增加，不可骤用大量，以免阳升风动、头晕目赤，或伤阴动血。

🍋 选购

以粗壮、主支圆、顶端丰满、"回头"明显、质嫩、毛细、皮色红棕较少骨钉或棱线、有光泽者为佳。

🍶 贮存

保存时宜放入樟木箱内，置于阴凉干燥处，密闭，防蛀、防潮。

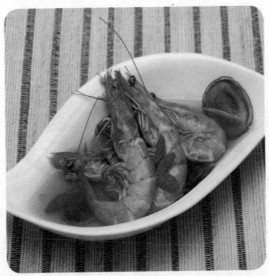

鹿茸枸杞蒸虾

材料： 鹿茸片、枸杞子各10克，大虾300克

调料： 米酒50克

做法： ①大虾剪去须脚，挑去虾线，洗净；鹿茸片、枸杞子均洗净。
②鹿茸片与枸杞子一起用米酒泡20分钟左右。
③将备好的大虾放入盘中，浇入鹿茸、枸杞子和米酒，再将盘子放入沸水锅中，隔水蒸8分钟即成。

功效： 温肾壮阳、益精生血。

【壮阳类】

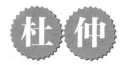杜仲

别名：厚杜仲、川杜仲、思仲。
性味：性温，味甘。
归经：归肝、肾经。
保健养生剂量：10～40克。

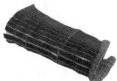

《本草纲目》：杜仲"充筋力，强阳道"。

🔔 养生保健功效

①**补肾壮阳**。杜仲中所含的杜仲绿原酸具有增强肾上腺皮质功能的功效，对补肾助阳有一定作用。

②**降低血压**。杜仲富含木脂素、维生素C以及杜仲胶、杜仲醇、杜仲苷、松脂醇二葡萄糖苷等化合物，其中松脂醇二葡萄糖苷为降低血压的主要成分。

🥦 食用禁忌

①阴虚火旺者慎服。

②对杜仲过敏者忌服。

③杜仲有降压作用，低血压患者不宜服用。

🍊 选购

应以皮厚、块大、内表面暗紫色、断面丝多者为佳。

📦 贮存

放于通风干燥处保存，可防潮、防虫蛀。

🍴 最佳营养搭配

杜仲+兔肉 ✔ 补肾益精、养血乌发
杜仲+乌鸡 ✔ 补虚损、强筋骨
杜仲+牛肉 ✔ 补肾阳、健脾胃

杜仲寄生鸡汤

🍶 **材料**：炒杜仲50克，桑寄生25克，鸡腿1只

🥄 **调料**：盐1小匙

🍲 **做法**：①将鸡腿洗净，剁成块，在沸水中余烫，去掉血水备用。

②将炒杜仲、桑寄生洗净，与鸡肉一起放入锅中，加水至盖过所有材料。

③先用大火煮沸，然后转为小火续煮25分钟左右，快要熟时，加入盐调味即可。

🥦 **功效**：保肝护肾、强筋骨。

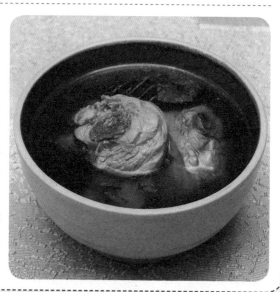

【壮阳类】

冬虫夏草

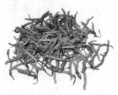

别名：虫草、夏草冬虫、中华虫草。
性味：性平，味甘。
归经：归肺、肾经。
保健养生剂量：3～10克。

《本草纲目》：冬虫夏草"味甘性温，秘精益气，专补命门"。

🍲 养生保健功效

①**补肾壮阳。**冬虫夏草具有滋阴、补肾、壮阳的功效。

②**调节血脂。**冬虫夏草可以降低血液中的胆固醇和甘油三酯，提升对人体有利的高密度脂蛋白的数量，减轻动脉粥样硬化。

③**调节造血功能。**冬虫夏草能增强骨髓生成血小板、红细胞、白细胞的能力，提高造血功能。

🌿 最佳营养搭配

冬虫夏草+牛尾 ✅ 补肾壮阳
冬虫夏草+枸杞子 ✅ 润泽肌肤
冬虫夏草+鲍鱼 ✅ 补肾壮阳

🥦 食用禁忌

①风湿性关节炎患者应减量服用。

②儿童、孕妇及哺乳期妇女、感冒发烧、脑出血人群以及有实火或邪胜者不宜服用。

🍊 选购

冬虫夏草以虫体粗、形态丰满、外表黄亮、子座短小、闻起来有清香草菇气味者为佳。

🗄 贮存

可将冬虫夏草与花椒一同放入密闭干燥的玻璃瓶，置冰箱中冷藏，随用随取。冬虫夏草不宜过久保存。

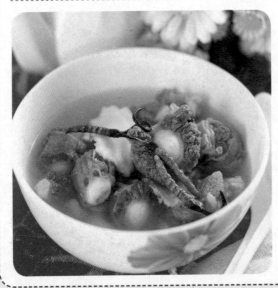

虫草牛尾汤

材料：当归30克，虫草3克，牛尾1条，瘦肉100克

调料：盐适量

做法：①瘦肉洗净，切大块；当归用水洗净；虫草洗净。

②牛尾去毛，洗净，切成段。

③将以上所有材料一起放入砂锅内，加适量清水，待肉熟，调入盐即可。

功效：补肾壮阳。

【壮阳类】

肉苁蓉

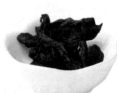

别名：大芸、金笋。
性味：性温，味甘、咸。
归经：归肾、大肠经。
保健养生剂量：10～30克。

《**本草纲目**》："肉苁蓉，养命门，滋肾器，补精血之药也。"

🍽 养生保健功效

①**补肾壮阳**。肉苁蓉中含有丰富的生物碱、氨基酸、微量元素、维生素等成分，有补肾阳、益精血的作用，有助于抑制"阳虚"症状的出现，可有效预防男子肾虚阳痿、遗精早泄等症。
②**延缓衰老**。肉苁蓉可提高红细胞超氧化物歧化酶的活性，有一定程度的抗衰老作用。

☘ 食用禁忌

①阴虚火旺、大便泄泻者及胃弱便溏、实热便结者禁服。
②肉苁蓉忌用铜、铁器烹煮。
③性功能亢进者不宜食用。

🍊 选购

选购肉苁蓉时，以条粗壮、色棕褐、质柔润者为佳。

🥄 最佳营养搭配

肉苁蓉+黄精 ✅ 补肾壮阳
肉苁蓉+羊骨 ✅ 补肾固精
肉苁蓉+五味子 ✅ 滋补肝肾

🏺 贮存

应将肉苁蓉放于塑料袋内保存，再放在阴凉通风处。

菟丝子苁蓉饮

🍷 **材料**：菟丝子10克，肉苁蓉10克，枸杞子20颗

🥄 **调料**：冰糖适量

🍲 **做法**：①将菟丝子、肉苁蓉、枸杞子分别洗净备用。
②将菟丝子、肉苁蓉、枸杞子、冰糖一起放入锅中，加水后煲20分钟。
③将煮好的茶倒入壶中即可饮用。

💎 **功效**：补肝肾、益精髓。

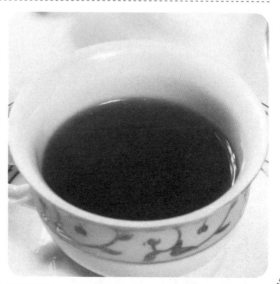

【壮阳类】

别名：胡桃仁、核仁、胡桃肉。
性味：性温，味甘。
归经：归肾、肺、大肠经。
保健养生剂量：10～30克。

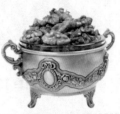

《本草纲目》：核桃仁"补气养血，润燥化痰，温肺润肠。治虚寒喘咳，腰脚重疼，心腹疝痛，血痢肠风"。

🍲 养生保健功效

①**滋补肝肾。**核桃仁有温补肺肾、定喘润肠的功效。可用于缓解肝肾亏虚引起的腰腿酸软、筋骨疼痛等症。

②**美容养颜。**核桃仁中含有脂肪油，主要成分为亚油酸、油酸、甘油酯，其中的亚油酸是人体理想的肌肤美容剂。

③**降低胆固醇。**核桃仁中含有的不饱和脂肪酸有助于减少肠道对胆固醇的吸收。

🥗 最佳营养搭配

核桃仁+猪肝 ✅ 养肝补肾

核桃仁+鸽肉 ✅ 益智补脑

核桃仁+杏仁 ✅ 润肠通便

🥦 食用禁忌

肺脓肿、慢性肠炎患者及腹泻患者不宜服用核桃仁。

🍑 选购

选购核桃仁时，应以形状肥大、丰满完整、质干、色泽黄白者为佳。泛油黏手、呈黑褐色、有哈喇味者，说明已变质，最好不要购买。

🏺 贮存

将核桃仁倒入食品袋内，再放入冰箱的冷冻柜中保存，可以防止其回潮、发霉。

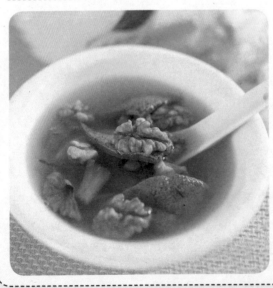

核桃仁猪肝汤

▽ 材料：核桃仁50克，猪肝200克

🥄 调料：料酒、葱段、姜片、胡椒粉、盐、猪油各适量

🍲 做法：①将猪肝洗净切片；核桃仁洗净。

②炒锅上火烧热，放入猪油，油热后放入猪肝片、姜片、葱段炒，烹入料酒继续炒。

③加水，放核桃仁，待煮至猪肝熟透，放入胡椒粉、盐调味即成。

🥦 功效：养肝补肾。

【壮阳类】

别名： 益智子、摘子、益智、智仁。
性味： 性温，味辛。
归经： 归脾、肾经。
保健养生剂量： 6～15克。

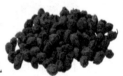

《本草纲目》： 益智仁是"行阳退阴之药也"，"治冷气腹痛，及心气不足，梦泄……吐血、血崩"。

🍽 养生保健功效

①**补肾壮阳**。益智仁含有苯丙基糖苷类化合物，能补肾壮阳，有助于提高男性性能力。

②**健脾养胃**。益智仁含有挥发油、益智仁酮、维生素及多种氨基酸、脂肪酸等成分，具有温脾、健胃的功效。

③**延缓衰老**。益智仁中含有牛磺酸，具有延缓衰老的功效。

🍃 最佳营养搭配

益智仁+核桃仁 ✅ 益智补脑
益智仁+猪心 ✅ 养心、暖肾
益智仁+鸭肉 ✅ 壮阳、健脾

🥦 食用禁忌

阴虚火旺者，尿色黄赤且尿道疼痛、尿频者，脾胃湿热者不宜食用。

🍑 选购

最好选购个大、饱满、气味浓的益智仁。

🫙 贮存

炒益智仁、盐益智仁应放在干燥容器内密封保存。

益智仁炖猪心

🥄 材料： 益智仁50克，猪心500克
🥢 调料： 姜片、葱段、花椒、盐、白糖、味精、香油各适量
🍲 做法： ①将益智仁洗净；猪心剖开，洗净血水，切块。
②将益智仁、猪心、姜片、葱段、花椒同置锅内煮40分钟。
③下盐、白糖、味精和香油于锅中炒匀，再捞出益智仁即可。
🥦 功效： 养心安神、温肾壮阳。

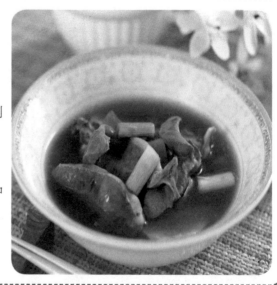

【壮阳类】巴戟天

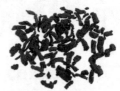

别名：巴戟、巴吉天、戟天、巴戟肉、鸡肠风。

性味：性微温，味辛、甘。

归经：归肝、肾经。

保健养生剂量：6～15克。

《本草纲目》：巴戟天"治脚气，去风疾，补血海"。

🍽 养生保健功效

①**增强免疫力。**巴戟天中含有苷类、单糖、多糖、氨基酸，及大量的钾、钙等元素，可提高免疫力、增强抗应激能力。

②**抗抑郁。**巴戟天提取物及其单体化合物具有抗抑郁作用。

③**延缓衰老。**巴戟天可延缓脑组织衰老，降低脑组织中的脂褐素水平，提高大脑对缺氧的耐受能力。

🥄 最佳营养搭配

巴戟天+枸杞子 ✅ 补肾健脾

巴戟天+黑豆 ✅ 祛风除湿

巴戟天+海参 ✅ 补肾壮阳

🥦 食用禁忌

①火旺泄精、阴虚水乏、小便不利、口舌干燥者不宜食用。

②巴戟天不可与雷丸、丹参同用。

🐚 选购

选购巴戟天时，应以条大、肥壮、色紫红、无杂质者为佳。

🧴 贮存

应将巴戟天放入干燥的容器内贮存，要防霉、防虫。

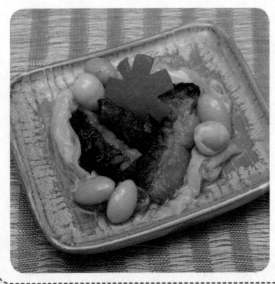

巴戟天海参煲

材料：巴戟天、白果各15克，海参、胡萝卜、白菜叶各适量

调料：盐4克，酱油、白糖各适量

做法：①海参洗净，余水，切块；胡萝卜洗净，切片；白菜叶、巴戟天、白果均洗净。

②将所有材料入锅煮30分钟，加糖、盐、酱油调味即可。

功效：补阳助性。

【壮阳类】

菟丝子

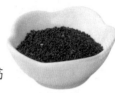

别名：豆寄生、无根草、黄丝。
性味：性微温，味辛、甘。
归经：归肝、肾、脾经。
保健养生剂量：5～15克。

《本草纲目》："菟丝子，补肾养肝，温脾助胃之药也。"

🍽 养生保健功效

①**补肾益精。**菟丝子在《神农本草经》中被列为上品，具有补肾益精的作用，常用于辅助治疗阳痿遗精、腰膝酸软、目昏耳鸣等症。
②**增强免疫力。**菟丝子能提高人体免疫功能。
③**抗白内障。**菟丝子能延缓半乳糖性白内障的发展，有抗白内障的作用。

🍵 最佳营养搭配

菟丝子+鳝鱼 ✅ 滋补肝肾
菟丝子+鹌鹑 ✅ 补肾安胎
菟丝子+狗肉 ✅ 温肾壮阳

🥦 食用禁忌

①阴虚火旺、便秘、小便短赤、血崩、大便燥结者不宜服用菟丝子。
②服用菟丝子后若出现上火现象应立即停止服用。

🍑 选购

选购菟丝子时，以颗粒饱满、质坚实、黄棕色或灰棕色者为佳。

🏺 贮存

应放在干燥的容器内或塑料袋中密封保存，防虫、防潮。

菟丝子烩鳝鱼

材料：菟丝子、熟地黄各12克，鳝鱼250克，净笋50克，木耳10克
调料：酱油、盐、米酒各适量
做法：①菟丝子、熟地黄洗净煎汁，滤渣取汁；净笋洗净切片；木耳泡发切好；鳝鱼洗净切片，加水、盐煨好，放入碗内。
②油烧热，放入净笋、木耳，倒入药汁，下入鳝鱼片，加盐、酱油、米酒调味，煮熟即可。
功效：滋补肝肾、固精缩尿。

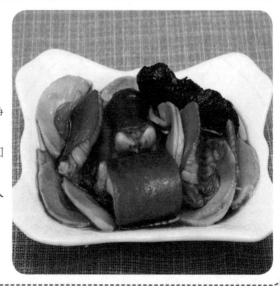

【清热解毒类】

金银花

别名：忍冬花、银花、苏花、金花。
性味：性寒，味甘。
归经：归肺、胃、心、大肠经。
保健养生剂量：5~20克。

《本草纲目》："金银花，善于化毒，故治痈疽、肿毒、疮癣……"

🍲 养生保健功效

①**清热解毒**。金银花具有清热解毒的作用，对热毒血痢、痈疡、肿毒等症有很好的疗效。

②**抗菌消炎**。金银花对多种致病菌如大肠杆菌、痢疾杆菌、伤寒杆菌、金黄色葡萄球菌等有一定的抑制作用。

🍃 最佳营养搭配

金银花+猪肺 ✅ 清热泻肺

金银花+鸭肉 ✅ 益气补虚

金银花+甘草 ✅ 清火解毒

金银花+菊花 ✅ 清热解毒、养颜

🥦 食用禁忌

①脾胃虚寒、气虚、疮疡、脓清者不宜服用。

②月经期女性不宜服用金银花。

🍑 选购

应选购色黄白、肥大、花蕾未开放的金银花。有些不良商贩经常将山银花掺入金银花中，山银花表面微黄，略带紫色，购买时应尤其注意。

🫙 贮存

可将金银花放在玻璃瓶或塑料袋内密封保存，防止变潮。

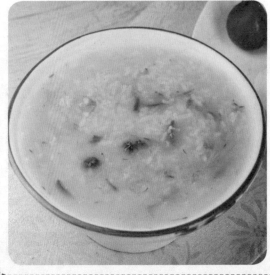

菊花金银花粥

🥄 **材料**：大米130克，山楂50克，金银花、菊花各10克

🥢 **调料**：盐少许

🍲 **做法**：①山楂洗净，切块；大米淘洗净；金银花、菊花分别洗净。

②砂锅中水烧开，倒入大米、菊花、金银花拌匀，然后大火煮开，再转小火煮约30分钟至米粒熟软。

③倒入山楂拌匀，再用小火续煮约10分钟至熟，加盐调味，用中火续煮至米粥入味即成。

🥦 **功效**：清热解毒、降火祛火。

【清热解毒类】

板蓝根

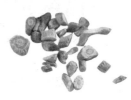

别名： 靛青根、蓝靛根、靛根。

性味： 性寒，味苦。

归经： 归肝、胃经。

保健养生剂量： 5～30克。

《本草纲目》：板蓝根"治天行热毒"。

🍽 养生保健功效

①**清热退热。** 板蓝根中含有板蓝根有机酸类化学成分，有助于清除过氧化自由基和人体毒素，维持人体正常体温，起到清热退热的作用。

②**抵抗病毒。** 板蓝根内含有多种抗病毒物质，对感冒病毒、腮腺炎病毒、肝炎病毒及流脑病毒等有较强的抑制和杀灭作用。

🥄 最佳营养搭配

板蓝根+羌活 ✅ 预防感冒

板蓝根+丝瓜 ✅ 凉血利咽

板蓝根+连翘 ✅ 解毒杀菌

🥦 食用禁忌

①无实火热毒者不宜服用板蓝根。

②脾胃虚寒者慎服板蓝根。

③儿童不宜长期或超量服用。

🍐 选购

板蓝根以平直、坚实、粉性大、粗壮者为佳。

🏺 贮存

板蓝根是糖性药材，容易走油变质发黑，而且板蓝根粉性足，容易生虫，因此宜放在干燥、防虫、低温的地方储存。

板蓝根降火汤

🥄 **材料：** 天门冬、薏米、板蓝根各8克，西瓜皮、丝瓜、黄豆芽各适量

🥄 **调料：** 盐适量

🍲 **做法：** ①薏米洗净；西瓜皮洗净，取白肉切片；丝瓜洗净去皮，切丝；黄豆芽洗净去除根须；将板蓝根、天门冬放入棉布袋与薏米一同入锅，加水烧沸，滤取药汁和薏米。

②将药汁和薏米放入锅中加热，加入西瓜皮、丝瓜丝和黄豆芽煮沸，倒入盐调味即可。

🥦 **功效：** 清热降火、清理肠胃。

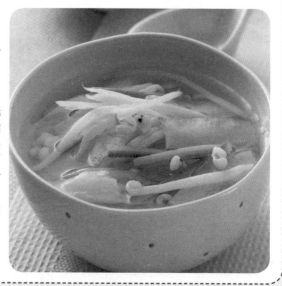

【清热解毒类】

鱼腥草

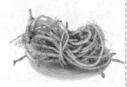

别名： 岑草、肺形草、秋打尾。
性味： 性寒，味辛。
归经： 归肺经。
保健养生剂量： 10～30克。

《本草纲目》： 鱼腥草"散热毒痈肿，疮痔脱肛"。

🍽 养生保健功效

①**清热解毒**。鱼腥草中含有斛皮素、斛皮苷及异斛皮苷等黄酮类化合物，有明显的清热解毒作用。

②**抗菌消炎**。鱼腥草中含鱼腥草素等挥发油成分，对金黄色葡萄球菌、白色葡萄球菌、痢疾杆菌等均有抑制作用。

③**利尿消肿**。鱼腥草具有利尿消肿的功效，主治疟疾、水肿、痈肿等症。

✔ 最佳营养搭配

鱼腥草+瘦肉 ✅ 利尿消肿
鱼腥草+鸡肉 ✅ 清热利水
鱼腥草+莴笋 ✅ 清热解毒

🥦 食用禁忌

①虚寒症及阴性外疡者忌服鱼腥草。

②鱼腥草多食后易损阳气、消精髓，因此不宜长期大量食用。

🍋 选购

选购鱼腥草时以叶大、色绿、有花穗、鱼腥气浓者为佳。

🫙 贮存

鲜品鱼腥草应尽快食用，不宜长久保存；干品鱼腥草宜置于阴凉干燥处，防霉储存。

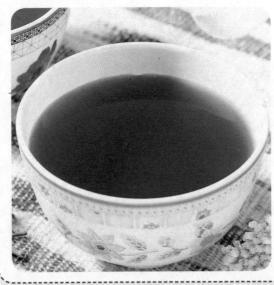

鱼腥草茶

🥄 材料： 鱼腥草50克，红枣15颗

🍲 做法： ①先将鱼腥草洗净；红枣洗净，切开，去核。

②砂锅中注入适量清水，大火烧开，再放入鱼腥草、红枣，大火煮沸后再转小火煎煮20分钟。

③滤去药渣，取茶汤，倒入碗中，待温后即可饮用。

🥢 功效： 清热解毒、利尿消肿。

【清热解毒类】

夏枯草

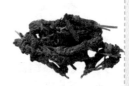

别名：胀饱草、干叶、东风。
性味：性寒，味苦、辛。
归经：归肝、胆经。
保健养生剂量：10～30克。

《本草纲目》：夏枯草"主寒热、瘰疬、鼠瘘、头疮、破症、散瘿结气、脚肿湿痹"。

🔺 养生保健功效

①**清热降暑。**夏枯草性寒，具有清热降暑、祛除湿热的功效。

②**降低血压。**夏枯草中的提取物具有降压、缓解心律失常的功效。

③**清肝散结。**夏枯草具有清肝散结的功效，常用于辅助治疗目赤痒痛、头晕目眩等症。

🍵 最佳营养搭配

夏枯草+黄连 ✅ 清热祛火

夏枯草+菊花 ✅ 清肝泻火

夏枯草+黄豆 ✅ 降低血压

🥦 食用禁忌

①由于夏枯草性寒，故脾胃虚弱者应慎服。

②气虚者慎用夏枯草。

🍊 选购

选购夏枯草时，应以干燥、无梗叶杂质、穗粗长、棕红色者为佳。

🏺 贮存

应将夏枯草放于通风、阴凉处保存，保存时间会相对延长。

夏枯草黄连茶

材料：夏枯草15克，黄连6克

做法：①将夏枯草、黄连分别洗净，研为粗末，再一起放入准备好的保温杯中。

②往保温杯中冲入沸水，加盖，浸泡30分钟，之后即可倒入碗中饮用。

功效：清热祛火、养心安眠。

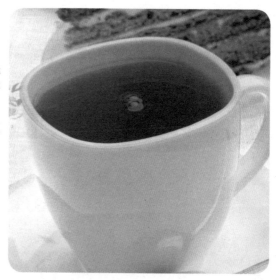

【清热解毒类】

决 明 子

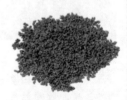

别名： 狗屎豆、芹决、羊角豆、羊尾豆。

性味： 性凉，味甘、苦。

归经： 归肝、胆、肾、大肠经。

保健养生剂量： 10～15克。

《本草纲目》： "此马蹄决明也，以明目之功而名，又有草决明、石决明，皆同功者。"

🍽 养生保健功效

①**改善睡眠。** 决明子有一定的镇静催眠功效，可改善睡眠，缓解失眠症状。

②**清肝明目。** 决明子具有清泻肝火、明目的保健功效，可缓解目赤肿痛、翳障等症。

③**降压降脂。** 决明子中含有丰富的大黄素、决明素、大黄酚等成分，具有降低血压、降低胆固醇的功效。

🥢 最佳营养搭配

决明子+菊花 ✅ 清肝泻火、明目

决明子+鸡肝 ✅ 清肝明目

决明子+大米 ✅ 润肠通便

🥦 食用禁忌

①决明子不宜久煎。

②脾虚、泄泻、低血压患者不宜服用决明子。

③决明子不宜长期服用，否则容易引起肠道病变。

🍑 选购

应选购色泽为棕褐色，带有光泽，外形为棱方形，两端平行倾斜的正品决明子。

🏺 贮存

决明子最好放在密封容器内保存，可防虫、防潮。

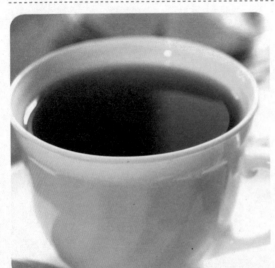

天麻决明茶

材料： 天麻20克，决明子22克，菊花、西洋参各10克，菟丝子15克

做法： ①诸料洗净；菟丝子用棉布袋包好；天麻、决明子、西洋参用水过滤。

②将所有原料用500毫升开水冲泡15分钟左右，将汤药倒出来过滤即可饮用。

功效： 清肝泻火、明目。

【清热解毒类】

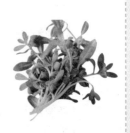

马齿苋

别名：长寿菜、五行草。
性味：性寒，味甘、酸。
归经：归心、肝、大肠经。
保健养生剂量：6～15克。

《本草纲目》：马齿苋"散血消肿，利肠滑胎，解毒通淋，治产后虚汗"。

🍽 养生保健功效

①抗菌消炎。马齿苋中含有大量去甲肾上腺素、钾盐、葡萄糖等成分，有助于抑制痢疾杆菌、伤寒杆菌和大肠杆菌等，具有抗菌消炎的作用。

②清除尘毒。马齿苋能清除尘毒，可预防吞噬细胞变性和坏死。

③预防溃疡。马齿苋含有丰富的胡萝卜素，可以有效预防溃疡。

☞ 最佳营养搭配

马齿苋+排骨 ✅ 清热燥湿
马齿苋+荠菜 ✅ 清热消炎、杀菌
马齿苋+猪肠 ✅ 止泻止痢

🥦 食用禁忌

①孕妇及脾胃虚寒者不宜食用马齿苋。
②马齿苋忌与黄瓜、茼蒿、胡椒同食。

🍑 选购

选购鲜品马齿苋时，以叶片厚实、水分充足、鲜嫩、肥厚多汁者为佳；干品马齿苋应以干燥、无杂质、味酸者为佳。

🫙 贮存

将马齿苋用保鲜袋封好，放在冰箱冷藏室中可以保存一周左右。

马齿苋排骨汤

🍶 材料：秦皮15克，排骨200克，马齿苋175克，西洋菜适量

🥄 调料：盐4克，红椒丝、姜丝各4克

🍲 做法：①将排骨洗净斩块，入沸水锅中余至七成熟。
②将马齿苋、西洋菜、秦皮均用清水洗净备用。
③汤锅上火倒入水，调入盐、姜丝，下入排骨、西洋菜、马齿苋、秦皮，煲至熟，撒上红椒丝即可。

🥦 功效：清热燥湿、消炎杀菌。

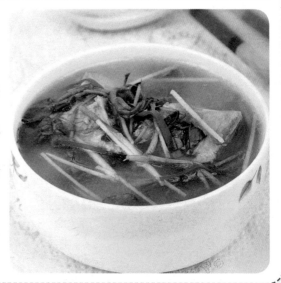

【解表祛湿类】

紫苏叶

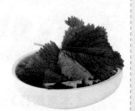

别名：紫苏、苏叶、香苏。
性味：性温，味辛。
归经：归肺、脾经。
保健养生剂量：5～15克。

《本草纲目》：紫苏叶"行气宽中，消痰利肺，和血，温中，止痛，定喘，安胎"。

🍲 养生保健功效

①**解表祛湿。**紫苏叶具有散表寒的作用，其发汗力较强，常用于辅助治疗风寒表症，见恶寒、发热、无汗等症。

②**抗过敏。**紫苏叶中富含不饱和脂肪酸，还含有丰富的钾、铁、维生素C等成分，有缓和过敏性皮炎、花粉症等过敏反应的作用。

🥢 最佳营养搭配

紫苏叶+鲫鱼 ✔ 暖胃和中
紫苏叶+大米 ✔ 温胃散寒
紫苏叶+生姜 ✔ 疏风散寒

💎 食用禁忌

①风热感冒、高热及气弱者、阴虚火旺者、肠燥便秘患者忌用。

②紫苏叶不可与鲤鱼同食，否则容易生毒疮。

🍋 选购

选购紫苏叶时，应以色紫、叶片大、不带枝梗、香气浓郁者为佳。

🏺 贮存

可将紫苏叶放入干燥的容器内密闭贮存。

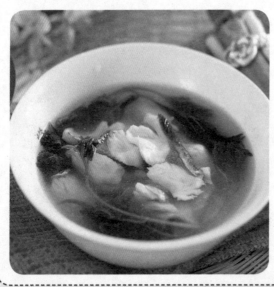

紫苏叶鱼片汤

材料：紫苏叶10克，砂仁5克，鲫鱼100克

调料：生姜5片，盐、酱油、味精、香菜各适量

做法：①将香菜洗净切段；紫苏叶洗净切丝。

②鱼肉洗净切薄片，用盐、姜片、紫苏叶丝、酱油拌匀，腌渍10分钟。

③锅内放水煮沸，放入腌渍的鱼片、砂仁煮熟，最后加盐、味精，撒香菜即可。

功效：暖胃和中、解表祛湿。

【解表祛湿类】

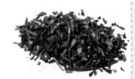

别名：广寄生、寄生草、冰粉树。

性味：性平，味苦。

归经：归肝经、肾经。

保健养生剂量：5～15克。

《本草纲目》：桑寄生"补气温中，治阴虚，壮阳道，利骨节，通经水，补血活血，定胎定痛"。

🔔 养生保健功效

①**保肝护肾**。桑寄生具有祛风湿、强筋骨、保肝护肾的作用，常用于辅助治疗肝肾不足引起的关节不利、腰膝疼痛等症。

②**降低血压**。桑寄生中的某些药物成分具有降血压的作用，是高血压患者的食疗佳品。

③**利尿作用**。桑寄生中所含的扁蓄苷具有明显的利尿作用。

🍴 食用禁忌

体内火热炽盛者不宜食用桑寄生。

🍑 选购

选购桑寄生时，以坚脆、易折断、表面为灰褐色或红褐色、叶多者为佳品。

🍯 贮存

桑寄生根据炮制方法可分为桑寄生和酒桑寄生。桑寄生宜放于干燥容器内保存；酒桑寄生宜密闭，置于通风、干燥处保存。

☘ 最佳营养搭配

桑寄生+乌鸡 ✔ 补肾、祛湿

桑寄生+红枣 ✔ 美容养颜

桑寄生+鸡爪 ✔ 强筋壮骨

桑寄生乌鸡汤

🥄 **材料**：杜仲、菟丝子、桑寄生、山药、白果各10克，枸杞子5克，乌鸡肉300克

🥢 **调料**：盐3克，姜片5克

🍲 **做法**：①乌鸡肉洗净切块；杜仲、菟丝子、桑寄生、山药、白果和枸杞子均洗净。

②将所有材料和姜片放入锅中，倒入适量水，加盐拌匀，用大火煮开，转小火炖约30分钟即可。

🥦 **功效**：理气安胎、祛湿。

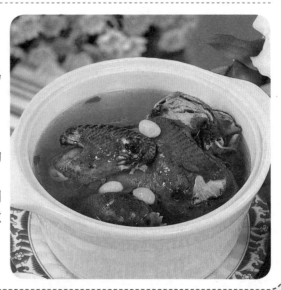

【解表祛湿类】

白芷

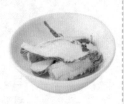

别名：川白芷、香白芷。
性味：性温，味辛。
归经：归肺、胃、大肠经。
保健养生剂量：3～15克。

《本草纲目》：白芷"治鼻渊、鼻衄、齿痛、眉棱骨痛，大肠风秘，小便出血，妇人血风眩运，翻胃吐食伤……"

🍴 养生保健功效

①**散风祛寒。**白芷中含有白当归素、当归素等成分，具有散风、驱寒、燥湿等作用。

②**止痛。**白芷具有消肿、止痛的功效，对头痛、眉棱骨痛、齿痛、鼻渊、寒湿腹痛、肠风痔漏、赤白带下、痈疽疮疡、皮肤瘙痒、疥癣等有一定缓解作用。

🍵 最佳营养搭配

白芷+鲤鱼 ✅ 散风除湿、止痛
白芷+山药 ✅ 健脾补肺
白芷+排骨 ✅ 固肾益精

🥦 食用禁忌

①白芷性较燥烈，不宜多用、常用。
②阴虚、血虚、气虚者忌服。

🍊 选购

选购白芷时，应以条粗壮、体重、粉性足、香气浓者为佳。

🫙 贮存

应将白芷置于干燥通风处保存，防虫、防霉。

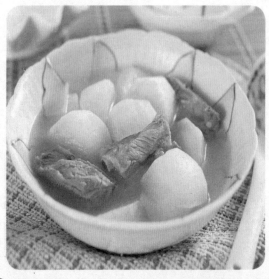

白芷萝卜排骨汤

材料：白芷10克，排骨250克，白萝卜200克

调料：葱段、料酒、盐各适量

做法：①排骨洗净，剁块，氽水；白萝卜去皮洗净，切块；白芷洗净。

②砂锅中倒入适量清水，放入葱、料酒，倒入排骨、白芷和白萝卜，用中火炖煮90分钟。

③加入盐调味即成。

功效：发散风热、利尿通淋。

【解表祛湿类】

防风

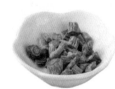

别名：关防风、川防风、屏风。
性味：性温，味辛。
归经：归膀胱、肝、脾经。
保健养生剂量：5~15克。

《本草纲目》：防风"防者，御也。其功疗风最要，故名"。

🍽 养生保健功效

①**抗过敏。**防风煎剂、津剂具有解热、抗菌消炎的功效，还有助于抗过敏。
②**美容养颜。**防风可增强皮肤的免疫力，具有美容护肤的功效。
③**增强免疫力。**防风具有增强机体非特异免疫功能的作用。

✍ 最佳营养搭配

防风+葱白 ✅ 解表散寒、温通宣窍
防风+粳米 ✅ 祛风解表、胜湿止痛
防风+瘦肉 ✅ 疏风解表、益气养血

🌳 食用禁忌

①血虚痉急或头痛不因风邪者忌服。
②阴虚火旺、血虚发痉者慎服。

🌶 选购

选购防风时，应以条粗壮、皮细而紧、断面有棕色环、中心色呈淡黄色者为佳品。

🫙 贮存

应将防风置于阴凉、干燥处保存，防虫、防潮。

防风苦参饮

材料：防风10克，苦参15克
做法：①将防风、苦参洗净捣碎，用棉布袋包起来，扎紧。
②砂锅中倒入适量清水，放入棉布袋，大火煎煮15分钟。
③捞出棉布袋，滤取茶汤，倒入杯中，2分钟后即可饮用。
功效：祛湿消炎、抗过敏。

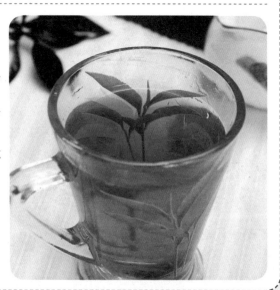

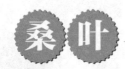

【解表祛湿类】

桑叶

别名：冬霜叶、霜叶、铁扇子。
性味：性寒，味甘、苦。
归经：归肝、肺经。
保健养生剂量：3～15克。

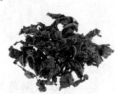

《本草纲目》："桑叶乃手、足阳明之药，治劳热咳嗽，明目长发，止消渴。"

🍽 养生保健功效

①**调节血糖。**桑叶可促进胰岛素的分泌，增强胰岛素功能，有效调节血糖。
②**利水消肿。**桑叶不仅可以促进排尿，还可以排出积在细胞中的多余水分，具有改善水肿的功效。
③**降低血脂。**桑叶可帮助人体排出血液中过多的中性脂肪和胆固醇，具有降低血脂的功效。

🥄 最佳营养搭配

桑叶+鸡蛋 ✅ 祛风清热、解表
桑叶+木瓜 ✅ 祛湿除痹
桑叶+鸡肉 ✅ 清肺润燥

🥦 食用禁忌

①阳虚体质者忌服桑叶。
②风寒感冒者，咳嗽、痰稀白者慎服。

🍊 选购

春季的桑叶以色碧绿、叶大而肥者为佳；冬季的桑叶以色黄橙、叶大而肥者为佳。

🗄 贮存

鲜桑叶不宜长久保存，最好及时食用；干品桑叶宜装在干燥的塑料袋中密封保存。

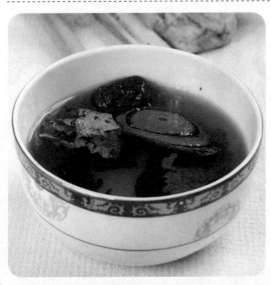

桑瓜红枣祛湿茶

材料：木瓜少许，桑叶7片，红枣3颗，茶叶3克
做法：①先将红枣洗净，去核；桑叶洗净；木瓜洗净，去皮、籽，切丁片。
②将所有材料放入保温杯中，用沸水冲泡15分钟即可饮用。
功效：祛湿除痹、清凉去腻。

【解表祛湿类】

柴胡

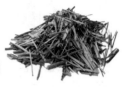

别名：地熏、山菜、茹草、柴草。
性味：性微寒，味苦。
归经：归肝、胆经。
保健养生剂量：3~15克。

《本草纲目》："劳在脾胃有热，或阳下陷，则柴胡乃引清气退热必用之药……"

🔔 养生保健功效

①**预防流感**。柴胡对流感病毒有一定的抑制作用。
②**清热疏肝**。柴胡有和解表里、疏肝、升阳等功效，主治寒热、胸满肋痛、口苦耳聋、头痛目眩、疟疾、下利脱肛、月经不调、子宫下垂等病症。

☕ 最佳营养搭配

柴胡+白芍 ✅ 疏肝镇痛
柴胡+绿茶 ✅ 疏肝解郁
柴胡+雪梨 ✅ 清肺泻火

🥦 食用禁忌

①阴虚所致的咳嗽、潮热者不宜用柴胡。
②由肝火上逆所致的头胀、耳鸣等患者用量不宜过大。

🍎 选购

柴胡有北柴胡和南柴胡之分。北柴胡质硬而韧，不易折断，断面显纤维性，皮部浅棕色，木部黄白色，气微香，味微苦；南柴胡质稍软，易折断，断面略平坦，不显纤维性，具有败油气。

🏺 贮存

柴胡宜置于干燥通风处保存。

柴胡排骨汤

🥄 材料：党参、羌活、独活、川芎、前胡、柴胡、茯苓、甘草、枳壳各适量，排骨250克
🥢 调料：盐适量
🍲 做法：①将所有药材洗净，用纱布袋包好放入锅中，加适量清水熬汁，最后去渣取药汁。
②排骨斩件，洗净、余烫，放入炖锅，加入药汁，再加适量水，烧开后转小火炖约30分钟，加盐调味即可。

🥦 功效：补中益气、健脾益肺。

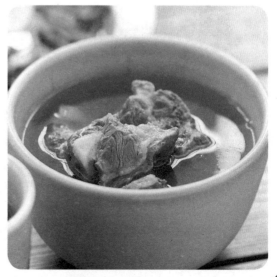

【解表祛湿类】

葛根

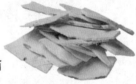

别名：干葛、甘葛、粉葛、黄葛根。
性味：性凉，味甘、辛。
归经：归脾、胃经。
保健养生剂量：3～15克。

《本草纲目》："葛，味甘、辛、平、无毒，主治：消渴、身大热、呕吐、诸痹，起阴气，解诸毒。"

🍲 养生保健功效

①降糖降脂。葛根中含有异黄酮，可降低血清胆固醇，具有降低血脂的作用，同时还具有明显的降低血糖的功效。
②预防心血管疾病。葛根总黄酮和葛根素可以改善心肌的氧代谢，扩张血管，改善微循环，降低血管阻力，有助于预防动脉硬化、心肌梗死等病症。

🥢 最佳营养搭配

葛根+豆腐 ✅ 清热解暑、生津止渴
葛根+牛蛙 ✅ 利尿通淋
葛根+银耳 ✅ 滋阴清热

🔱 食用禁忌

①夏日表虚自汗者不宜食用。
②服用葛根期间忌食刺激性食物。
③葛根性凉，易于动呕，胃寒者应慎用。

🍋 选购

葛根干燥块根呈长圆柱形，多切成板状厚片，选购时以质坚硬、色白、粉性足、纤维性少者为佳。

🏺 贮存

葛根宜放在干燥通风处保存，或放在干燥的容器内。

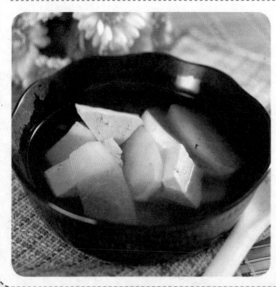

葛根豆腐汤

🥄 **材料：** 葛根10克，豆腐250克，冬瓜200克

🥢 **调料：** 盐适量

🍲 **做法：** ①豆腐洗净切小块；冬瓜去皮、籽洗净，切薄片。
②葛根洗净备用。
③锅中加水，放入豆腐、冬瓜、葛根，大火煮开，转用中火煮熟，加盐调味即可。

🔱 **功效：** 清热解暑、生津止渴。

【解表祛湿类】

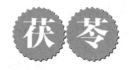

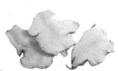

别名：茯菟、茯灵、伏菟、松薯。
性味：性平，味甘、淡。
归经：归心、脾、肝、肾经。
保健养生剂量：9～10克。

《本草纲目》："后人治心病必用茯神，故洁古张氏于风眩心虚，非茯神不能除，然茯苓未尝不治心病也。"

🔔 养生保健功效

①**抗癌**。茯苓有抗癌的作用，常用于辅助治疗乳腺癌、胃癌、肝癌等病症。

②**利水消肿**。茯苓有利水、消肿、固精、安神、健脾胃等功效，主治小便不利、水肿胀满、痰饮咳嗽、食少脘闷、呕吐、泄泻、遗精白浊等病症。

☘ 最佳营养搭配

茯苓+马蹄	✅	防癌抗癌
茯苓+党参	✅	补气健脾
茯苓+瘦肉	✅	美白养颜

🥦 食用禁忌

①虚寒精滑者、气虚下陷者不宜服用。
②不宜与地榆、雄黄、龟甲等共同使用。
③不可与醋搭配同食。

🍑 选购

选购茯苓时，应以体重坚实、外皮呈褐色而略带光泽、皱纹深、断面白色细腻、粘牙力强者为佳。

🏺 贮存

茯苓宜置于阴凉、通风处保存，不可过于干燥。

茯苓西瓜汤

Ⅴ 材料：茯苓30克，西瓜500克，冬瓜500克，蜜枣5颗

☘ 调料：盐适量

🍲 做法：①将冬瓜、西瓜分别洗净，切成块；蜜枣、茯苓分别洗净。
②向瓦煲内倒入2000毫升水，煮沸后加入茯苓、西瓜、冬瓜、蜜枣，大火煲开后，改用小火煲3小时，加盐调味即可。

🥦 功效：祛湿降火、利尿通淋。

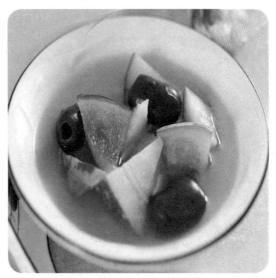

【活血化瘀类】

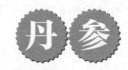

别名: 紫丹参、活血根、靠山红。
性味: 性微温,味苦。
归经: 归心、肝经。
保健养生剂量: 9~15克。

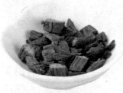

《本草纲目》: 丹参"活血,通心包络,治疝痛"。

🍲 养生保健功效

①**活血。**丹参可以扩张冠状动脉,增加冠状动脉流量,有助于改善心肌缺血、梗死和心脏功能,调节心律,并能扩张外周血管,改善微循环。

②**预防血栓。**丹参具有抗凝血、促进纤溶、抑制血小板凝聚的功效,有助于抑制血栓形成。

🥦 食用禁忌

①丹参不宜与藜芦配伍同用。

②有出血倾向者、孕妇慎用。

③丹参是活血化瘀的代表性中药,服用后有不良反应者,应减少用量。

🍠 选购

丹参以根条均匀、颜色紫红或暗棕、没有断碎、微微苦涩者为佳。

🥄 最佳营养搭配

党参+鸡肉 ✅ 活血化瘀
党参+桃仁 ✅ 调经止痛
党参+山楂 ✅ 疏肝健脾

🏺 贮存

应置于阴凉通风干燥处保存,以防霉、防蛀。

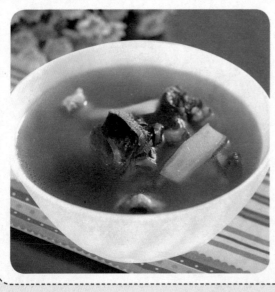

丹参三七炖鸡

🥄 **材料:** 丹参30克,三七10克,乌鸡200克

🥄 **调料:** 盐4克,姜丝适量

🍲 **做法:** ①乌鸡洗净切块,余去血水;丹参、三七均洗净,装入纱布袋中。

②布袋与乌鸡肉一同放入砂锅中,加适量清水,大火烧开。

③加入姜丝,转小火炖1小时,加盐调味即可。

🥦 **功效:** 活血化瘀、消炎止痛。

【活血化瘀类】

川芎

别名： 京芎、贯芎、抚芎、西芎。
性味： 性温，味辛。
归经： 归肝、胆、心包经。
保健养生剂量： 3~10克。

《本草纲目》："川芎，血中气药也。肝苦急，以辛补之，故血虚者宜之。辛以散之，故气郁者宜之。"

🔔 养生保健功效

①**镇静作用。** 川芎中含有的挥发油可抑制大脑活动，因此具有明显的镇静作用。

②**活血止痛。** 川芎具有活血行气、祛风止痛的功效，主治月经不调、痛经、闭经、产后恶露腹痛、头痛眩晕目暗、心胸胁痛、损伤肿痛、肢体麻木等症。

🥦 食用禁忌

月经过多、出血性疾病、阴虚火旺者不宜食用。

🍊 选购

以个大、质坚实、断面色黄白、油性大、气浓香者为佳。

🍵 最佳营养搭配

川芎+艾叶 ✅ 活血化瘀
川芎+白芷 ✅ 降低血压
川芎+当归 ✅ 调经止痛

🏺 贮存

川芎宜置于阴凉干燥处，并应防蛀。

川芎艾叶鹌鹑汤

🍖 **材料：** 艾叶30克，菟丝子15克，川芎10克，鹌鹑2只

🥄 **调料：** 黄酒、盐、香油各适量

🍲 **做法：** ①将鹌鹑洗净，艾叶、菟丝子、川芎分别洗净。

②砂锅中注入清水200毫升，放入艾叶、菟丝子、川芎和鹌鹑。

③烧开后捞去浮沫，加入黄酒和盐，小火炖至熟烂，淋上香油即可。

🥦 **功效：** 活血化瘀、补肾助阳。

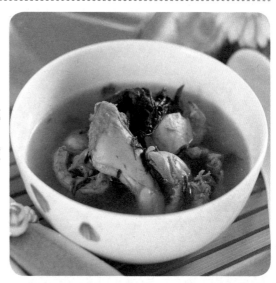

【活血化瘀类】

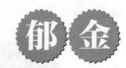

郁 金

别名：黄郁。
性味：性凉，味辛、苦。
归经：归肝、心、肺经。
保健养生剂量：5~10克。

《本草纲目》："郁金，血中气药也。肝若急，以辛补之，故血虚者宜之。辛以散之，故气郁者宜之。"

🍽 养生保健功效

①活血行气。郁金味辛，能行能散，既能活血，又能行气，可辅助治疗气血瘀滞，如气滞血瘀所致之胸、胁、腹痛等症。
②预防肝病。郁金具有利胆退黄的功效，可以降转氨酶，预防肝炎。
③抗菌消炎。郁金的水浸液对同心性毛癣菌、石膏样毛癣菌等皮肤真菌有抑制作用。

🥗 最佳营养搭配

郁金+当归 ✅ 活血化瘀
郁金+荷叶 ✅ 利水渗湿
郁金+鸽肉 ✅ 行气解郁

🥦 食用禁忌

①郁金忌与丁香同用。
②孕妇慎服郁金。
③阴虚失血及无气滞血瘀者忌服郁金。

🍊 选购

选购郁金时，应以质坚实、个大、肥满、外皮皱纹细、表面灰黄色或淡棕色、微有姜香气、味辛而苦者为佳。

🫙 贮存

干燥的郁金片或郁金粉宜放在阴凉干燥处保存；新鲜的郁金宜放入冰箱冷藏保存。

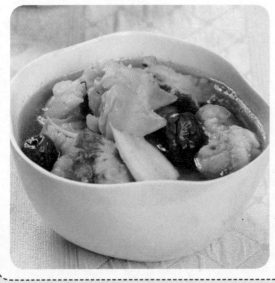

当归郁金猪蹄汤

🍴 材料：当归10克，郁金8克，猪蹄250克，蜜枣5颗
🥄 调料：生姜15克，盐适量
🍲 做法：①将猪蹄处理干净后在沸水中煮2分钟，捞出斩块备用；其他用料洗净，生姜洗净拍裂备用。
②将全部用料放入锅内，加水盖过所有材料，大火浇沸后转小火煮3小时。
③待猪蹄熟烂后加盐调味即可。
🥦 功效：理气活血、疏肝解郁。

【活血化瘀类】

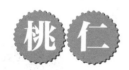

别名：桃子仁。

性味：性平，味苦、甘。

归经：归心、肝、大肠经。

保健养生剂量：5~10克。

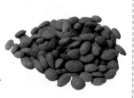

《本草纲目》："桃仁行血，宜连皮尖生用；润燥活血，宜汤浸去皮尖炒黄用，或麦麸同炒，或烧存性。"

🔺 养生保健功效

①镇咳平喘。桃仁中的苦杏仁苷有镇咳平喘及抗肝纤维化的作用，可缓解咳嗽气喘、肝硬化等病症。

②抗凝血。桃仁的醇提取物有抗凝血作用，桃仁所含的三油酸甘油酯具有抗血凝活性。

🥦 食用禁忌

孕妇、血燥血虚者慎用。

🍠 选购

以颗粒均匀、饱满、整齐、不破碎者为佳。

🏺 贮存

桃仁宜装入干净的容器内密封，再置于阴凉干燥处保存，应防蛀、防泛油。

🍵 最佳营养搭配

桃仁+苦丁 ✔ 清热泻火、活血通络

桃仁+丹参 ✔ 活血化瘀

桃仁+山楂 ✔ 散瘀、健脾

桃仁苦丁茶

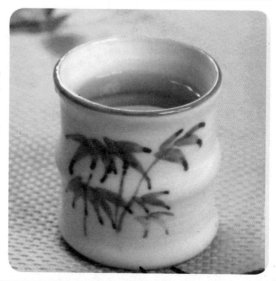

🥄 材料：桃仁15克，苦丁茶5克

🍲 做法：①将桃仁清洗干净，放入锅内，再倒入适量清水，大火煮沸后关火，倒入杯中。

②放入洗净的苦丁茶，加盖闷10分钟左右即可饮用。

💎 功效：清热泻火、活血通络。

【活血化瘀类】

红花

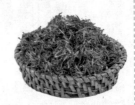

别名：红蓝花、刺红花、草红花。

性味：性温，味辛。

归经：归心、肝经。

保健养生剂量：5~10克。

《本草纲目》："红花，破血、行血、和血、调血之药也。"

🍽 养生保健功效

①**降低血脂。**红花种子油中含有较多的亚油酸，有降低血清总胆固醇及非酯化脂肪酸含量的作用，有助于降低血脂，软化动脉，预防动脉粥样硬化。

②**活血通经。**红花具有活血通经、散瘀止痛的功效，常用于辅助治疗月经不调、痛经、闭经等症。

🥄 最佳营养搭配

红花+猪脑 ✅ 活血化瘀

红花+桃仁 ✅ 活血通经

红花+五灵脂 ✅ 去瘀止痛

🥦 食用禁忌

①血压高者忌用红花。

②孕妇、月经过多者、有出血倾向者不宜食用。

🍑 选购

选购红花时，应以花冠长、色红而鲜艳、无枝刺、质柔润、手握软如绒毛者为佳。

🏺 贮存

置于阴凉干燥处，且应防潮、防蛀。

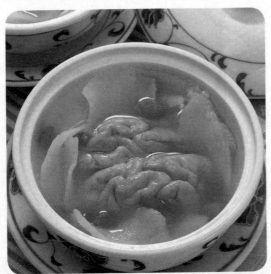

红花猪脑汤

🥄 材料：天麻10克，红花5克，淮山10克，枸杞子6克，猪脑100克

🥄 材料：盐适量，米酒2大匙

🍲 做法： ①猪脑洗净，汆去腥味；淮山、天麻、红花、枸杞子分别洗净。②炖盅内加水，放入所有材料，加水半杯，煮至猪脑熟烂。③加盐、米酒调味即可。

🥦 功效：活血化瘀、强身健体。

【活血化瘀类】

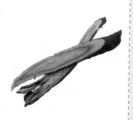

赤芍

别名：山芍药、草芍药。
性味：性微寒，味苦。
归经：归肝、脾经。
保健养生剂量：5～15克。

《本草纲目》：赤芍"泻脾火，降气，行血，破瘀，止腹痛，退血热，攻痈疮，治疥癫"。

🍂 养生保健功效

①**延缓衰老。**赤芍中含有没食子酸丙酯，可以有效清除氧自由基，抑制脂质过氧化反应，从而延缓衰老。
②**抗菌消炎。**赤芍中含有的有效成分对痢疾杆菌、伤寒杆菌和溶血性链球菌具有一定的抑制作用，因此有抗菌消炎的保健功效。

🥬 食用禁忌

①赤芍忌与藜芦同用。
②闭经者忌用赤芍。
③血虚有寒者、孕妇及月经过多者不宜服用。

🍊 选购

选购赤芍时，应以根长、外皮易脱落、断面白色、粉性大，习称"糟皮粉渣"者为佳。

🌿 最佳营养搭配

赤芍+麦冬 ✅ 滋阴润燥
赤芍+菊花 ✅ 清肝泻火
赤芍+当归 ✅ 活血化瘀

🍶 贮存

可将干燥的赤芍放在通风干燥处保存，且应防蛀、防霉变。

赤芍鳝鱼汤

🥄 材料：当归8克，土茯苓、赤芍各10克，鳝鱼、蘑菇各100克
🥢 调料：盐4克，米酒10克
🍲 做法：①将鳝鱼洗净，切小段；将当归、土茯苓、赤芍、蘑菇洗净备用。
②将当归、土茯苓、赤芍、蘑菇、鳝鱼放入锅中，加适量水，以大火煮沸后转小火续煮20分钟。
③加入盐、米酒即可。
🌿 功效：补气养血、活血通络。

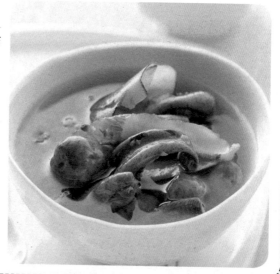

【活血化瘀类】

牛膝

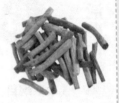

别名：川牛膝、怀牛膝。
性味：性平，味甘、苦、酸。
归经：归肝、肾经。
保健养生剂量：6~15克。

《本草纲目》：牛膝"主寒湿痿痹，四肢拘挛，膝痛不可屈，逐血气，伤热火烂"。

🍲 养生保健功效

①**增强免疫力。**牛膝中含有牛膝多糖，具有增强人体免疫力的功效。
②**调节血糖、抗疲劳。**牛膝中含有的蜕皮甾酮能调节血糖和血脂，可以促进胶原蛋白合成，同时还具有抗疲劳的保健功效。

🥦 食用禁忌

①凡中气下陷、脾虚泄泻、下元不固、梦遗失精者均忌服。
②月经过多者和孕妇慎服。

🍋 选购

牛膝以根部粗长、皮细坚实、色淡黄、味微甜稍苦涩者为佳。

☘ 最佳营养搭配

牛膝+鳝鱼 ✅ 疏经活络
牛膝+猪蹄 ✅ 通络下乳
牛膝+鹿筋 ✅ 强筋壮骨

🫙 贮存

应放置于阴凉干燥处，以防虫蛀、防霉、防走油变色。

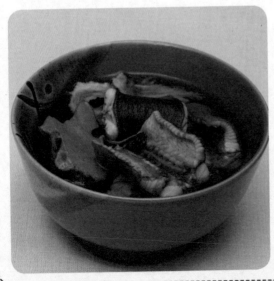

牛膝鳝鱼汤

🥕 **材料：**牛膝10克，当归8克，土茯苓、赤芍各10克，鳝鱼、蘑菇各100克

🥄 **调料：**盐4克，米酒10克

🍳 **做法：**①将鳝鱼洗净，切段；牛膝、当归、土茯苓、赤芍、蘑菇均洗净。
②将全部材料入锅，以大火煮沸后转小火续煮20分钟。
③加入盐、米酒，搅拌均匀即可。

💎 **功效：**补血益气、疏经活络。

【活血化瘀类】

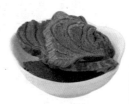

鸡血藤

别名：血风藤、马鹿藤、紫梗藤。
性味：性温，味苦、甘。
归经：归肝、肾经。
保健养生剂量：9~15克。

《本草纲目》：鸡血藤"活血，暖腰膝，已风瘫"。

🔥 养生保健功效

①**活血舒筋。** 鸡血藤具有活血舒筋的作用，对筋骨疼痛、手脚麻木、跌打损伤等症有较好的缓解作用。
②**补血养血。** 鸡血藤能增加人体白细胞、红细胞的数量，使血红蛋白升高，具有补血养血的作用，还可调经止痛，常用于妇女月经不调、痛经等症。

🥦 食用禁忌

①阴虚火亢者慎用。
②孕产妇忌用鸡血藤。

🍊 选购

选购鸡血藤时，应以树枝状分泌物较多者为佳品。

🥄 最佳营养搭配

鸡血藤+乌鸡 ✅ 补血、活血
鸡血藤+天麻 ✅ 降压补脑
鸡血藤+香菇 ✅ 活血化瘀

📦 贮存

鸡血藤宜置于阴凉、通风、干燥处保存，并应防虫、防潮。

鸡血藤乌鸡墨鱼汤

材料： 乌鸡块350克，墨鱼块200克，鸡血藤、黄精、当归各15克
调料： 盐3克，姜片、香菜叶适量
做法： ①锅中加水烧开，放入洗净的墨鱼块、乌鸡块余水，捞出。
②砂锅中加水烧开，再放入洗净的鸡血藤、黄精、当归、姜片，稍煮片刻至析出有效成分。
③倒入墨鱼块、乌鸡块，小火煮60分钟，加盐调味，放入香菜叶即可。
功效： 补血、活血。

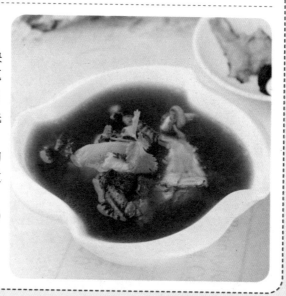

【止咳化痰类】

川贝母

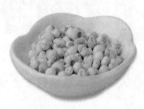

别名： 黄虻、茴、贝母、空草。
性味： 性凉，味苦、甘。
归经： 归肺、心经。
保健养生剂量： 3~9克。

《本草纲目》：川贝母"消痰，润心肺……止嗽"。

🍲 养生保健功效

①**止咳化痰。** 川贝母是一味治疗久咳痰喘的良药，其所含的生物碱等成分能起到良好的止咳化痰功效，还能养肺阴、清肺热，适用于痰热咳喘、咳痰黄稠、阴虚燥咳、劳嗽等症，经常被制成川贝枇杷膏等止咳化痰药使用。
②**抗菌。** 川贝母能起到一定的抗菌作用，有助于抑制体内细菌的繁殖。

🥢 最佳营养搭配

川贝母+豆腐 ✅ 清热润肺、止咳化痰
川贝母+甲鱼 ✅ 补肝益肾、养血润燥
川贝母+雪梨 ✅ 清热润肺

🌿 食用禁忌

①脾胃虚寒、寒痰、湿痰者不宜食用。
②可与乌头类药材同服。

🍐 选购

选购川贝母时，要以质坚实、粉性足、色白者为佳。同时，川贝母属于贝母的一种，其他还包括浙贝母、土贝母等，不同的贝母功效不同，在选购时要注意区分。

🗄 贮存

川贝母应放于常温、通风、干燥处储存。如果要磨成粉末食用，则最好放在磨砂口的玻璃瓶中保存。

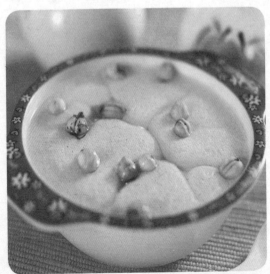

川贝母蒸鸡蛋

🥄 材料： 川贝母15克，鸡蛋2个
🍳 调料： 盐少许
🍲 做法： ①川贝母洗净备用。
②将两个鸡蛋一起打入碗中，加入少许盐，搅拌均匀后加水适量，搅拌。
③将川贝放入已拌好的鸡蛋中，入蒸锅蒸至蛋熟。可分两次食用。
🌿 功效： 清热化痰、生津止渴。

[止咳化痰类]

枇杷叶

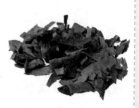

别名： 巴叶、杷叶。
性味： 性凉，味苦。
归经： 归肺、胃经。
保健养生剂量： 4~9克。

《本草纲目》： "枇杷叶治肺胃之病，大都取其下气之功耳。"

⚊ 养生保健功效

①**止咳、平喘、化痰**。枇杷叶中含有的苦杏仁苷、挥发油等成分有止咳、平喘、化痰的作用。
②**抗菌消炎**。枇杷叶中含有的有效成分能起到很好的抗菌、消炎作用。

✺ 最佳营养搭配

枇杷叶+莲藕 ✅ 健脾止泻
枇杷叶+杏仁 ✅ 止咳化痰
枇杷叶+淡竹叶 ✅ 泄热下气

✿ 食用禁忌

胃寒呕吐、肺感风寒、咳嗽者不宜食用枇杷叶。

🍐 选购

选购枇杷叶时，以叶片较鲜嫩者为佳。与较老的枇杷叶相比，鲜嫩的枇杷叶加水煎煮后，药性更强。

🗄 贮存

枇杷叶宜储存在干燥的容器内，不管是蜜枇杷叶还是炒枇杷叶，都应在放入容器后密封起来，再放于通风、常温的地方。

枇杷叶瘦肉汤

Ⅴ 材料： 罗汉果1个，枇杷叶15克，猪瘦肉500克

✒ 调料： 盐4克

🍲 做法： ①罗汉果洗净打碎。
②枇杷叶洗净，浸泡30分钟；猪瘦肉洗净切块。
③将瓦煲内加2000毫升水，煮沸后加入猪瘦肉、罗汉果、枇杷叶，大火煲开后改用小火煲3小时，加盐调味。

🥦 功效： 化痰止咳、润喉。

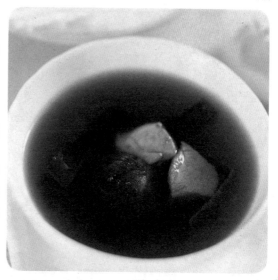

【止咳化痰类】

苦杏仁

别名： 杏核仁、杏子、杏梅仁。
性味： 性温，味苦。
归经： 归肺、大肠经。
保健养生剂量： 5~9克。

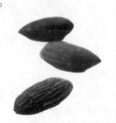

《**本草纲目**》：杏仁"润肺，清积食，散滞"。（"杏仁"即苦杏仁）

🍱 养生保健功效

①**止咳平喘。** 苦杏仁中含有苦杏仁苷，进入人体后易被水解，产生微量的氢氰酸与苯甲醛，能止咳平喘，对呼吸中枢有抑制作用。

②**润肠通便。** 苦杏仁富含脂肪油，食用后有助于提高肠内容物对黏膜的润滑作用，继而起到润肠通便的作用。

🥢 最佳营养搭配

杏仁+大米 ✔ 缓解痔疮、便血
杏仁+核桃仁 ✔ 润肠通便
杏仁+猪肺 ✔ 止咳化痰

🥦 食用禁忌

①阴虚咳嗽、大便溏泄者不宜食用。
②急、慢性肠炎患者不宜食用。

🍊 选购

选购苦杏仁时要选新鲜的，壳不分裂、不发霉且没有染色的，同时，购买的杏仁最好是有统一颜色的，通常以表面呈黄棕色或深棕色者为佳。

🫙 贮存

将苦杏仁放入玻璃瓶或者陶瓷罐里，再盖上盖子密封，放于常温、通风、干燥的地方，也可以放入冰箱里储存。

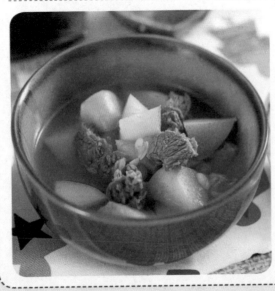

苦杏仁煲牛腱

🥣 **材料：** 甜杏仁、苦杏仁各25克，苹果、雪梨各1个，牛腱子肉200克

🥄 **调料：** 姜4片，盐3克

🥘 **做法：** ①苹果、雪梨洗净，去皮，切块；牛腱子肉洗净，切块，汆烫后捞起，备用；甜杏仁、苦杏仁均洗净备用。

②将上述材料及姜片加水，以大火煮沸后，再以小火煮1.5小时，最后加盐调味即可。

💎 **功效：** 润肺生津、益气补虚。

【止咳化痰类】

白果

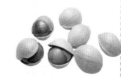

别名： 银杏、白果肉、银杏肉。
性味： 性平，味甘、苦、涩。
归经： 归肺、心、膀胱经。
保健养生剂量： 5~9克。

《本草纲目》： 白果"熟食温肺益气，定喘嗽，缩小便，止白浊；生食降痰，消毒杀虫……"

🍲 养生保健功效

①**抑菌消炎。** 白果中含有的白果酸、白果酚等有效成分具有抑菌、杀菌作用，常用于辅助治疗呼吸道感染性疾病。

②**止咳平喘。** 白果具有敛肺气、定喘咳的功效，对肺病咳嗽、老人虚弱体质的哮喘及各种哮喘痰多者均有辅助食疗作用。

🥢 最佳营养搭配

白果+鲫鱼 ✅ 止咳平喘

白果+百合 ✅ 益气补虚

白果+猪肚 ✅ 补肾固精

🍃 食用禁忌

①实邪者忌服白果。

②白果有微毒，烹饪前需经温水浸泡数小时，再入开水锅中煮熟后再行烹调。

🍑 选购

挑选白果应以外壳洁白、新鲜、光滑，大小均匀，果仁坚实、饱满、无霉斑者为佳。白果粒大、光亮、壳色白净者，品质新鲜；如果外壳泛糙米色，一般是陈货。

🗄 贮存

白果应置于通风、干燥处保存。

白果黄豆鲫鱼汤

🥄 **材料：** 白果12克，栀子、薏米各10克，鲫鱼1条，黄豆30克

🥢 **调料：** 盐少许

🍲 **做法：** ①白果去壳，洗净，用温水浸泡2小时；黄豆洗净，用清水泡1小时；栀子、薏米均洗净；鲫鱼宰杀，去鳞、鳃、内脏，洗净。

②把全部用料放入锅内，加适量清水，大火煮沸后改小火煲2小时，调味即可。

🥦 **功效：** 健脾祛湿、止咳化痰。

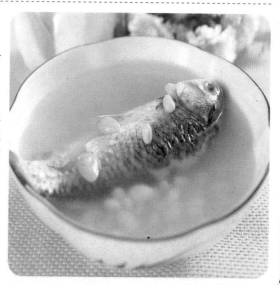

【止咳化痰类】

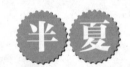

别名：法夏、清半夏、仙半夏、姜夏、制半夏。
性味：性温，味辛。
归经：归脾、胃经。
保健养生剂量：5~9克。

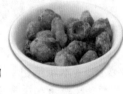

《本草纲目》：半夏"唯洗去皮垢，以汤泡浸七日，逐日换汤，晾干切片，姜片拌焙入药"。

🍲 养生保健功效

①**燥湿化痰**。半夏具有燥湿化痰的作用，可用于辅助治疗痰清稀而多之湿痰等症。

②**降逆止呕**。半夏能起到降逆止呕的功效，可用于缓解各种呕吐症状，尤其适用于湿浊中阻所致的脘闷呕吐等症。

🍵 最佳营养搭配

半夏+山药 ✅ 健脾和胃
半夏+银耳 ✅ 对抗肿瘤
半夏+陈皮 ✅ 化痰止咳

🌱 食用禁忌

①一切血证及阴虚燥咳、津伤口渴者不宜食用。

②半夏忌与川乌、草乌、附子配伍。

🍅 选购

选购半夏时，以色白、质坚实、粉性足者为佳。

🧂 贮存

应将半夏放在干燥、干净的容器内密封保存，同时还应该防虫、防潮。

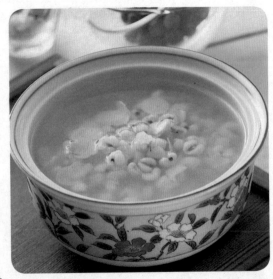

薏米半夏汤

材料：薏米25克，半夏15克，百合10克

调料：冰糖少许

做法：①将半夏、薏米、百合分别洗净。

②锅中注入清水1000毫升，加入半夏、薏米、百合，煮至薏米熟烂。

③加入冰糖，再稍煮片刻即可关火。

功效：润肺、化痰、散寒。

【止咳化痰类】

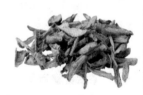

桔 梗

别名：苦梗、苦桔梗、大药。
性味：性平，味苦、辛。
归经：归肺经。
保健养生剂量：3~10克。

《本草纲目》："此草之根结实而梗直，故名。"

⬆ 养生保健功效

①**化痰止咳**。桔梗中含桔梗皂苷，对胃黏膜有刺激作用，可促进支气管黏膜分泌亢进，稀释痰液，并促其排出，可用于缓解咳嗽痰多、胸闷不畅等症。

②**预防溃疡**。桔梗的水提物能增强巨噬细胞的吞噬能力，增强中性粒细胞的杀菌能力，可预防溃疡。

✍ 最佳营养搭配

桔梗+雪梨 ✔ 清热润肺
桔梗+苦瓜 ✔ 降压降糖
桔梗+大米 ✔ 化痰止咳

🥦 食用禁忌

①阴虚久嗽者、气逆者及咯血者不宜服用桔梗。
②桔梗忌与桂圆、猪肉同食。
③胃及十二指肠溃疡者忌服桔梗。

🍑 选购

选购桔梗时，以质坚实、条粗均匀、洁白、味苦者为佳，不宜选购条不均匀、容易折断、中空的劣质桔梗。

🏺 贮存

桔梗可放在干燥处常温保存，但最好放在冰箱中保鲜。

菊花桔梗雪梨汤

🍴 **材料**：甘菊5朵，桔梗5克，雪梨1个

🥄 **调料**：冰糖5克

🍲 **做法**：①甘菊、桔梗加1200毫升水煮开，转小火继续煮10分钟，去渣留汁，加入冰糖搅匀后，盛出待凉。
②雪梨洗净削皮，梨肉切丁备用。
③将切丁的梨肉加入已凉的甘菊水中即可。

🥦 **功效**：清热解毒、止咳祛痰。

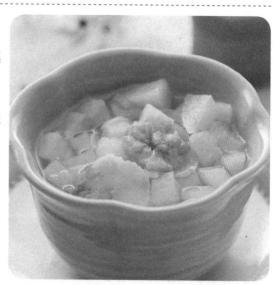

【健胃消食类】

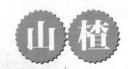

别名：映山红果、酸查。
性味：性微温，味酸、甘。
归经：归脾、胃、肝经。
保健养生剂量：10~15克。

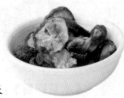

《本草纲目》：山楂"凡脾弱，食物不克化，胸腹酸刺胀闷者，于每食后嚼二三枚绝佳"。

🍲 养生保健功效

①**消食健胃。**山楂中含有的解脂酶具有促进脂肪类食物消化促进胃液分泌的作用，对促进消化、增强食欲、健脾益胃有一定功效。

②**活血化瘀。**山楂具有活血化瘀的保健功效，对缓解局部瘀血、跌打损伤所致的瘀肿等症状有一定功效。

🥄 最佳营养搭配

山楂+青皮 ✅ 疏肝理气
山楂+银耳 ✅ 润肠、益胃
山楂+蜂蜜 ✅ 消食去积

🥦 食用禁忌

脾胃虚弱者、胃酸过多者、胃溃疡患者均不宜食用山楂。

🍊 选购

选购山楂时，以形状规则，果皮深红、暗红或鲜红，有光泽者为宜。此外，还要辨别山楂是否染了色，购买时可用双手搓一搓，若是染色山楂，遇热后会掉色。

🧴 贮存

将山楂装入一个保鲜密封袋中，放进冰箱中冷藏。

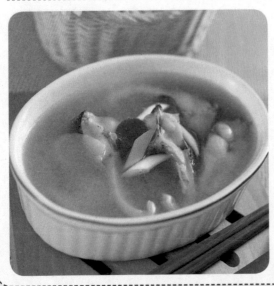

山楂山药鲫鱼汤

🥄 材料：鲫鱼1条，山楂、山药各30克

🥄 调料：植物油、盐、味精、姜片、葱段各适量

🍲 做法：①将鲫鱼去鳞、鳃及肠脏，洗净切块。

②起油锅，姜片爆香，下鱼块稍煎，取出备用；山楂、山药洗净。

③把全部材料一起放入锅内，加适量清水，大火煮沸，小火煮1~2小时，加盐和味精调味，撒上葱段即可。

🥦 功效：健胃消食、润肠通便。

【健胃消食类】

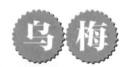

乌梅

别名：梅实、熏梅、桔梅肉。
性味：性温，味酸。
归经：归肝、脾、肺、大肠经。
保健养生剂量：3~10克。

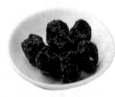

《本草纲目》：乌梅"敛肺涩肠，治久嗽，泻痢，反胃噎膈，蛔厥吐利"。

养生保健功效

①**止吐。**妇女怀孕时血液偏酸，胃、肝脏的功能及能量会相应减少，想要吃酸味的食物是自然反应，而酸的东西吃多了，体内的钙质会流失，吃乌梅能调和酸性，缓解呕吐。

②**预防便秘。**乌梅中含有的苹果酸能帮助人体将多余的水分变成粪便排出体外，起到预防便秘的作用。

最佳营养搭配

乌梅+山楂 ✔ 收敛生津
乌梅+大米 ✔ 开胃消食
乌梅+麦冬 ✔ 健脾、开胃

食用禁忌

①外有表邪或内有实热、积滞者均不宜食用。

②本品味酸，胃酸过多者慎用。

选购

选购乌梅时，以个大、肉厚、核小，且外皮呈乌黑色，表皮不破裂、不露核、柔润者为佳，味道极酸者更佳。

贮存

应放入干燥的容器内加盖密封，再置于阴凉、干燥、防霉、防虫处储存。

乌梅青菜粥

材料：乌梅、山楂各20克，青菜10克，大米100克

调料：冰糖5克

做法：①大米洗净，浸泡；山楂、乌梅均洗净；青菜洗净切丝。
②锅置火上，注入清水，放入大米煮至七成熟。
③放入山楂、乌梅煮至粥将成，放入冰糖、青菜稍煮后调匀即可。

功效：开胃消食。

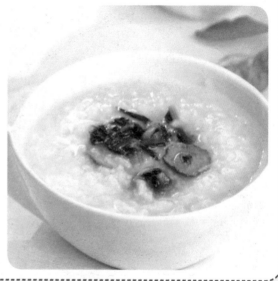

【健胃消食类】

麦芽

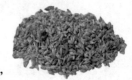

别名： 大麦蘖、麦蘖、大麦芽。
性味： 性微温，味甘。
归经： 归脾、胃经。
保健养生剂量： 9~15克。

《本草纲目》： 麦芽"麦蘖附见穬麦下，而大麦下无之，则作蘖当以穬为良也。今人通用，不复分别矣"。

🍽 养生保健功效

①**促进消化。** 麦芽中含有B族维生素、消化酶等成分，有促进胃酸、胃蛋白酶分泌的功效，可促进消化，保护肠胃。
②**降低血糖。** 麦芽中含有丰富的麦芽糖，是理想的降血糖物质。
③**催乳、回乳作用。** 麦芽有助于调节乳汁分泌，用量少时可催乳，用量多时可回乳。

🥢 最佳营养搭配

麦芽+红枣 ✅ 开胃消食
麦芽+党参 ✅ 益气健脾
麦芽+薏米 ✅ 健脾、开胃

🥦 食用禁忌

①哺乳期妇女不宜食用麦芽。
②服用麦芽期间不适宜喝茶。
③麦芽不可与阿司匹林、四环素族抗生素等同用，易降低药性。

🍋 选购

选购麦芽时，以麦芽完整、呈梭形、带胚芽者为宜，须根多且纤细、弯曲者更佳。

🍶 贮存

储存麦芽时，最好将麦芽放入容器后密封起来，再放于通风、干燥、防虫的地方。

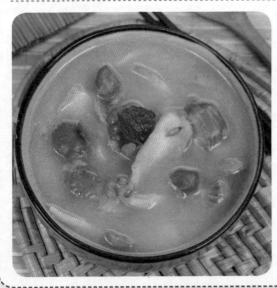

山药麦芽鸡胗汤

🥄 **材料：** 鸡胗200克，山药、麦芽、蜜枣各20克

🥢 **调料：** 盐4克，鸡精3克

🍲 **做法：** ①鸡胗洗净，切块，余水；山药洗净，去皮，切块；麦芽洗净，浸泡。
②锅中放入鸡胗、山药、麦芽、蜜枣，加入清水，加盖以小火慢炖。
③1小时后揭盖，调入盐和鸡精稍煮后出锅即可。

💎 **功效：** 健脾养胃、促进消化。

【健胃消食类】

鸡内金

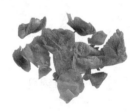

别名：肫皮、鸡黄皮、鸡食皮。
性味：性平，味甘。
归经：归脾、胃、小肠、膀胱经。
保健养生剂量：3~9克。

《本草纲目》：鸡内金"治小儿食疟，疗大人淋漓，反胃，消酒积，主喉闭乳蛾，一切口疮，牙疳诸疮"。

🍲 养生保健功效

①**缓解胃部不适**。鸡内金含有胃激素、角蛋白、氨基酸、淀粉酶、胃蛋白酶等成分，能提高胃液的分泌量、酸度和消化能力，可保护胃部，缓解胃部不适。
②**排毒**。鸡内金加水煎煮后取汁服用，有助于加速体内放射性锶元素的排出。
③**消食化积**。鸡内金有消食化积作用，对缓解食滞症状具有较好效果。

🥄 最佳营养搭配

鸡内金＋芡实 ✅ 固精益精
鸡内金＋鳝鱼 ✅ 补气健脾
鸡内金＋香菇 ✅ 健脾开胃

💎 食用禁忌

①肾阴亏虚、脾虚无积者忌食鸡内金。
②在空腹状态下不宜食用鸡内金。

🍋 选购

优质的鸡内金多为椭圆形卷曲状，黄色，薄而半透明，带明显的波状皱纹，断面胶质状且带光泽。市面上还有其混淆品鸭内金，多为碟片状，暗绿色，波状皱纹少且不明显，断面较厚且无光泽。

🏺 贮存

鸡内金宜存放在常温、干燥、通风处，还应注意防虫。

鸡内金洋葱乳鸽汤

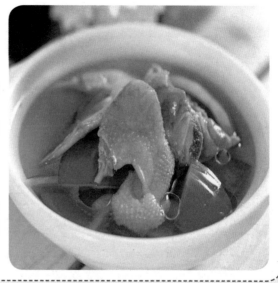

🍵 **材料**：海金沙、鸡内金各10克，乳鸽500克，洋葱250克

🥄 **调料**：植物油、姜片、盐、高汤各适量

🍳 **做法**：①乳鸽洗净砍成小块；洋葱洗净切块；海金沙、鸡内金分别洗净。
②锅中加油烧热，下入洋葱爆炒，再下入乳鸽、海金沙、鸡内金、姜，加入高汤用小火炖20分钟，捞出海金沙、鸡内金，倒入适量盐调味即可。

🥦 **功效**：开胃消食、利胆除湿。

【理气调中类】

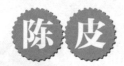

别名： 橘皮、红皮、黄橘皮。
性味： 性温，味苦、辛。
归经： 归脾、胃、肺经。
保健养生剂量： 3~9克。

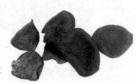

《本草纲目》： 陈皮"理气燥湿……同补药则补，同泻药则泻，同升药则升，同降药则降"。

🔔 养生保健功效

①**消炎化痰。** 陈皮中含有的挥发油成分具有刺激性被动祛痰的作用，可使痰液更易咯出。

②**理气和胃。** 陈皮中含有橙皮苷、维生素B、维生素C等成分，有解痉的作用，对胃、肠具有很好的保护作用，还有理气和胃的功效。

🌿 最佳营养搭配

陈皮+山楂 ✅ 开胃消食
陈皮+鸭肉 ✅ 理气散寒
陈皮+柴胡 ✅ 化痰止咳

🥦 食用禁忌

①气虚、阴虚燥咳者不宜食用陈皮。
②陈皮不宜多服、久服。

🍊 选购

陈皮是越陈越香，质量越好，以片大肉厚、色橙红、质柔软、气清香者为佳。

🏺 贮存

陈皮宜存放在阴凉、干燥、密封处，同时应注意定时检查，至少每季检查一次，尤其在高温湿热的夏季，更要防止陈皮受潮、生虫等。

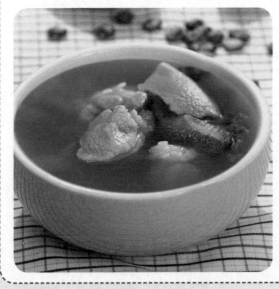

陈皮肉丁汤

材料： 山楂15克，陈皮、枳壳各10克，猪瘦肉100克

调料： 盐适量

做法： ①先将猪瘦肉洗净，切丁，用盐腌渍待用；山楂、陈皮、枳壳分别洗净备用。

②山楂、陈皮、枳壳入锅，加水煎煮30分钟。

③下入猪肉丁煮至熟，最后调入盐即可。

功效： 理气调中、开胃消食。

【理气调中类】

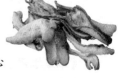

佛手

别名：五指柑、佛手柑、佛手片。
性味：性温，味辛。
归经：归肝、脾、胃经。
保健养生剂量：6~9克。

《本草纲目》：佛手"煮酒饮，治痰气咳嗽。煎汤，治心下气痛"。

🍲 养生保健功效

①**增强免疫力**。佛手中含有佛手多糖，能调节免疫功能，可增强人体的免疫力。

②**降低血压、保护血管**。佛手能起到扩张管状血管、增加冠脉血流量的作用，有助于抑制心肌收缩力、减缓心率，对保护心肌缺血有一定的作用，还能有效降低血压，保护血管。

🥦 最佳营养搭配

佛手+猪肝 ✅ 疏肝理气
佛手+南瓜 ✅ 补中益气
佛手+乳鸽 ✅ 理气止痛

🥦 食用禁忌

①阴虚血燥且无火、气无郁滞者不宜食用。

②舌红少苔、口干者不宜食用。

🍋 选购

优质的佛手气芳香，果皮外部味辛、微辣，果皮内部先甘而后苦。以片大、皮黄、肉白、香气浓郁者为佳。

🏺 贮存

要将佛手放入玻璃容器或陶瓷容器中，加盖密封，再放到低温、通风、干燥的地方储存，还应注意防霉、防蛀。

佛手黄精炖乳鸽

🥄 **材料**：乳鸽1只，佛手10克，黄精15克，枸杞子少许，天麻适量

🥄 **调料**：盐、葱段各3克，姜片5克

🍲 **做法**：①乳鸽收拾干净，余去血水；天麻、黄精分别洗净稍泡；枸杞子洗净泡发。

②炖盅加水，入天麻、黄精、枸杞子、乳鸽、姜片，大火煲沸后改小火煲3小时，捞出药材，放入葱段，加盐调味即可。

🥦 **功效**：疏肝理气、止痛。

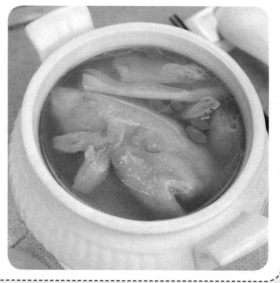

【理气调中类】

白术

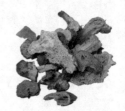

别名： 山蓟、山芥、天蓟、冬白术。
性味： 性温，味苦、甘。
归经： 归脾、胃经。
保健养生剂量： 5~15克。

《本草纲目》： "白术可治风寒湿痹，颈强直，背反张，止汗除热消食。"

🍽 养生保健功效

①**安胎、保胎。** 白术能抑制子宫平滑肌，对自发性子宫收缩以及益母草等引起的子宫兴奋性收缩有抑制作用，因此有较好的安胎、保胎作用。
②**利尿。** 白术有促进电解质的功效，可帮助人体排出多余的钠离子，有利尿作用。
③**增强免疫力。** 白术能增强白细胞吞噬细菌的能力，有助于增强免疫力。

🥄 最佳营养搭配

白术+兔肉 ✅ 祛病健身
白术+鳝鱼 ✅ 补气养血、温阳益脾
白术+羊肚 ✅ 补气安胎

🥦 食用禁忌

①高热、阴虚火盛、津液不足、烦渴、胃胀腹胀、气滞饱闷者不宜食用。
②忌与土茯苓配伍，易降低药性。

🍑 选购

优质的白术质坚硬，断面不平坦，黄白色至淡棕色，烘干者断面角质样，色较深，有裂隙，嚼之略带黏性。选购时以体大、表面灰黄色、断面黄白色、有云头、质坚、香气浓者为佳。

🏺 贮存

将白术置于阴凉、干燥处储存，且要注意防蛀。

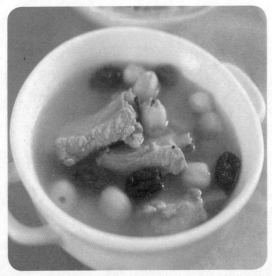

白术莲子炖排骨

🥢 材料： 茯苓、黄芪、红枣、白术各10克，莲子50克，猪排骨250克
🥄 调料： 盐、味精各适量
🍲 做法： ①将猪排骨洗净，斩件；莲子、红枣分别洗净；将茯苓、黄芪、白术洗净，一同装进纱布袋中，扎紧袋口。
③全部材料放入砂锅中，加600毫升水烧开，小火炖至排骨熟烂，捞起药袋，下盐、味精调匀即可。
🐟 功效： 补中益气、利水消肿。

【理气调中类】

香附

别名： 雀头香、莎草根、香附子。
性味： 性平，味辛、微苦。
归经： 归肝、三焦经。
保健养生剂量： 4～9克。

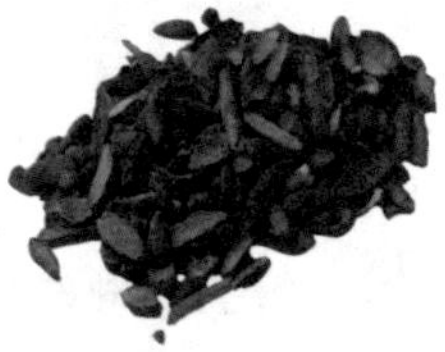

《本草纲目》： “香附可调血中之气，开郁，宽中，消食，止呕吐。”

养生保健功效

①**降低血压。**香附中含有的黄酮类、苷类、酚类化合物有强心、减缓心率的作用，并能有效降低血压。
②**促进消化。**香附是一味行气解郁的良药，能起到理气、促进消化的作用，并有助于缓解肝郁气滞等症，对调节胸、胁、脘腹胀痛有一定的作用。

最佳营养搭配

香附+丹参 ✔ 理气、活血化瘀
香附+鸡肉 ✔ 祛寒止痛
香附+豆腐 ✔ 疏肝健脾

食用禁忌

①凡气虚无滞、阴虚血热者不宜服用。
②香附不宜过量或长期服用，否则容易耗损气血。
③不可用铁器盛装香附。

选购

应选购个大、色棕褐、质坚实、香气浓者，尤其是山东产的东香附、浙江产的南香附，其品质更优。

贮存

储存香附时，要先将其放入密封容器中，再放置于阴凉、干燥处，并注意防蛀。

香附丹参茶

材料： 香附10克，丹参、柏子仁各8克

做法： ①将香附、丹参、柏子仁洗净，研磨成粉末状备用。
②在锅中加入大约1500毫升水，用大火煮沸。
③将所有备用的药材放入锅中，用小火煮20分钟即可，代茶饮用。

功效： 活血化瘀、理气调中。

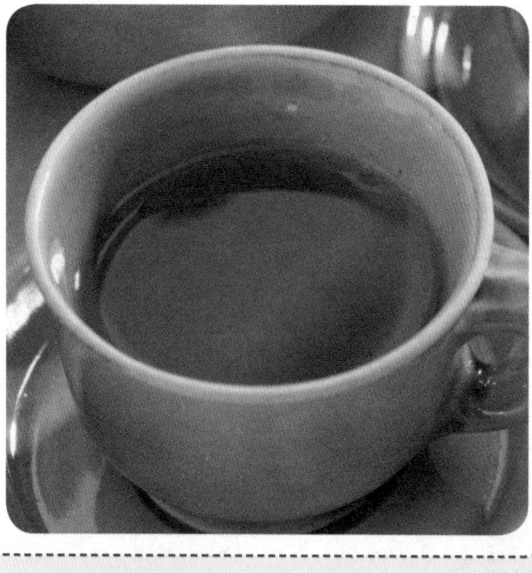

【理气调中类】

川 楝 子

别名：楝实、练实、金铃子、仁枣。
性味：性寒，味苦。
归经：归肝、小肠、膀胱经。
保健养生剂量：4～9克。

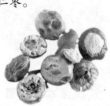

《本草纲目》：川楝子"治诸疝、虫、痔"。

🍲 养生保健功效

①**驱蛔虫**。川楝子含有的川楝素能加快三磷酸腺苷的分解代谢，使虫体不能附着肠壁而被驱出体外，从而起到驱蛔虫的作用。

②**缓解中毒症状**。川楝子中含有的川楝素能对抗中毒现象，可缓解中毒症状。

③**治疗急性乳腺炎**。川楝子入药，对急性乳腺炎能起到一定的治疗作用。

🥢 最佳营养搭配

川楝子+槟榔 ✅ 杀虫、消积
川楝子+当归 ✅ 疏肝活血、止痛
川楝子+山楂 ✅ 增强食欲

🥦 食用禁忌

①脾胃虚寒者不宜食用川楝子。

②川楝子不宜过量服用或久服，因其具有毒性，易发生头晕、呕吐、腹泻等多种中毒症状。

🦐 选购

选购川楝子时，要以个大、饱满、外皮带金黄色、内皮带黄白色且具弹性者为佳。

🫙 贮存

先用玻璃容器或陶瓷容器将川楝子密封好，再放到通风、干燥处常温保存，还要注意防蛀。

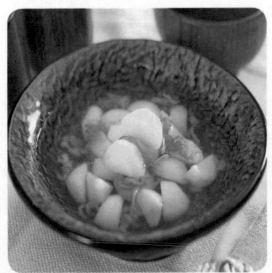

川楝子海蜇汤

🥬 **材料**：川楝子10克，马蹄30克，海蜇丝50克

🥄 **做法**：①将马蹄洗净，去皮，切块；海蜇丝、川楝子分别洗净，同放入药袋，扎紧。

②将马蹄放入砂锅中，再放入药袋，加适量水，大火煮开，转小火煲半小时，煎汤饮用。

🍲 **功效**：清热利尿、理气调中。

Part 3
常见病症的本草食养方

中医素有"药食同源"之说，即许多食物在具备食用价值的同时，还具备一定的药用价值，通过合理食用，能够在一定程度上预防治疗疾病。本章主要为读者介绍一些常见病症，以及与这些病症对应的本草食养方，以帮助读者通过适当的饮食来预防疾病，强身健体。

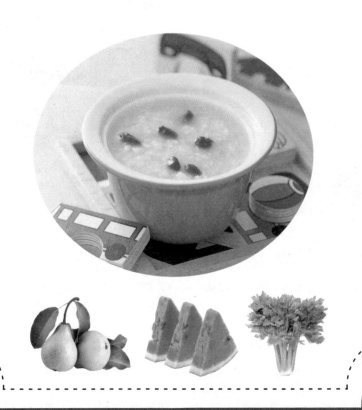

外感风寒、风热引发的病症

【感冒，中医称"伤风"，是一种由多种病毒引起的呼吸道常见病。中医根据发病季节和症状的不同，将感冒分为风寒感冒、风热感冒和暑湿感冒三种类型，每种类型的感冒有不同的症状表现。】

风寒感冒

【风寒感冒大多是受凉所致，患者常出现畏寒发热、鼻塞、流清涕、头痛、无汗、肌肉酸痛、小便清长、喜热饮、舌苔薄白等症状。】

食养材料推荐
麻黄　白芷
生姜　防风

[麻黄]《本草纲目》记载，麻黄"主中风、伤寒头痛，发表出汗"。

[白芷]《本草纲目》记载，白芷"性温气厚，行足阳明……三经之风热也"。

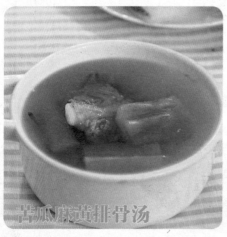

苦瓜麻黄排骨汤

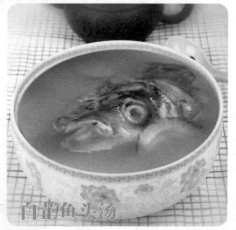

白芷鱼头汤

材料：排骨、苦瓜各100克，麻黄10克

调料：盐3克

做法：①将苦瓜洗净、去瓤，切成块；麻黄洗净；猪排骨洗净、斩块。
②把排骨、苦瓜、麻黄入锅，加适量清水，大火煮沸后改为小火煮1小时。
③最后加入盐调味即可。

材料：鳙鱼头1个，川芎5克，白芷1克

调料：盐2克，生姜5片，植物油适量

做法：①将鱼头洗净，去鳃、内脏，起油锅，下鱼头煎至微黄，取出备用；川芎、白芷分别洗净。
②把所有材料入锅，加水炖2小时。
③最后加入盐调味即可。

风热感冒

【中医认为,风热感冒是感受风热之邪所致的表证。常有发热的症状,但是发热较轻、不恶寒、头痛较轻、有汗、咳嗽、肌肉酸痛、痰液黏稠呈黄色,伴咽喉痛、舌边尖红。】

食养材料推荐
牛蒡子
柴　　胡
枇　　杷
菠　　菜
苋　　菜
冬　　瓜
金银花

[柴胡]《本草纲目》记载,"柴胡乃引消气退热必用之药"。

[牛蒡子]《本草纲目》记载,牛蒡子"恶实,为散寒除热解毒之要药"。

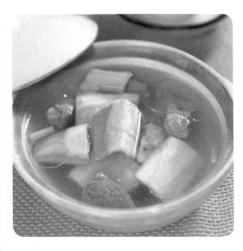

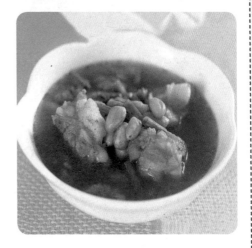

柴胡猪肉汤

材料：葛根40克,柴胡10克,猪肉250克

调料：盐、味精、葱花、胡椒粉、香油各适量

做法：①将猪肉洗净,切成小方块;葛根洗净切块;柴胡洗净。
②锅中加水烧开,下猪肉焯去血水。
③猪肉入砂锅,煮熟后加入葛根、柴胡和盐、味精、葱花、香油等,稍煮片刻,撒上胡椒粉即成。

牛蒡子核桃猪骨汤

材料：石斛、牛蒡子各适量,花生50克,核桃仁20克,猪骨500克

调料：盐4克,鸡精3克,葱段少许

做法：①石斛、牛蒡子分别洗净;猪骨斩件,洗净;核桃仁、花生分别洗净备用。
②锅中加水烧沸,入猪骨汆透后捞出备用。
③煲中加水烧开,下入牛蒡子、石斛、猪骨、核桃仁、花生,煲1小时,调入盐、鸡精,再撒上葱段即可。

暑湿感冒

【暑湿感冒多发生在夏季伏天，因天气炙热，人们往往怕热而贪凉，如在露天通风处睡觉、空调下工作、多食寒凉食物等，稍不注意就会感暑湿之邪而患感冒，常有发热、头昏重等症状。】

食养材料推荐

苦　　瓜
绿豆米
大　　米
小　　米
薏　　米
菊　　花
苦杏仁

[苦瓜] 《本草纲目》记载，苦瓜"清心明目，益气解热"。

[绿豆] 《本草纲目》记载，绿豆"消暑热，静烦热，润燥热，解毒热"。

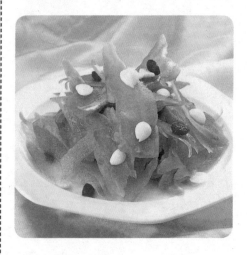

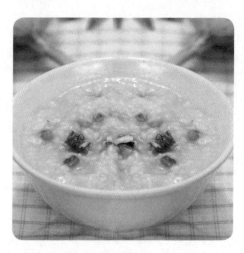

杏仁拌苦瓜

🍴 **材料**：苦瓜250克，杏仁50克，枸杞子10克

🥣 **调料**：香油、盐、鸡精各适量

🍲 **做法**：①苦瓜剖开，去瓤，洗净切成薄片，放入沸水中焯至断生，捞出，沥干水分，放入碗中。
②杏仁用温水泡一下，撕去外皮，掰成两瓣，放入开水中烫熟；枸杞子泡发，洗净备用。
③将苦瓜加香油、盐、鸡精搅拌均匀，撒上杏仁、枸杞子即可。

绿豆三仁小米粥

🍴 **材料**：绿豆30克，花生仁、核桃仁、杏仁各20克，小米70克

🥣 **调料**：白糖4克

🍲 **做法**：①小米、绿豆均泡发洗净；花生仁、核桃仁、杏仁均洗净。
②锅置火上，加入适量清水，放入所有准备好的材料，先用大火将材料煮开。
③再转中火煮至粥呈浓稠状，最后调入白糖拌匀即可。

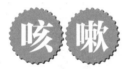

【咳嗽是呼吸系统最常见的症状之一，当呼吸道黏膜受到异物、炎症、分泌物或过敏性因素等刺激时，即反射性地引起咳嗽。传统医学将外感咳嗽分为风寒咳嗽、风热咳嗽、肺燥咳嗽。】

风寒咳嗽

食养材料推荐

桔梗
鲤鱼
白萝卜
紫苏叶

【风寒咳嗽，是指感受风寒所致的咳嗽。风寒咳嗽的初期有鼻塞流涕、头痛、咳嗽痰稀或白黏、舌苔薄黄等症，主要表现为咳嗽。】

[桔梗]《本草纲目》记载，桔梗"宣通气血，泻火散寒，载药上浮"。

[鲤鱼]《本草纲目》记载，"鲤……故能消肿胀……湿热之病"。

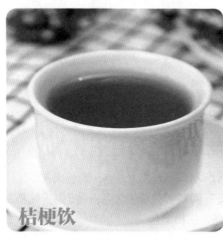

桔梗饮

材料：桔梗20克

调料：白糖适量

做法：①将桔梗清洗干净备用。
②将洗净的桔梗放入炖盅内，加适量清水，先用大火煮5分钟，然后转小火稍煮。
③最后加入适量白糖，待其冷却即可当茶饮用。

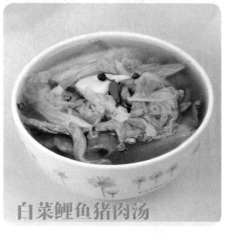

白菜鲤鱼猪肉汤

材料：白菜叶200克，鲤鱼175克，猪肉适量

调料：猪骨汤适量，盐、花椒各4克

做法：①将白菜叶洗净切块；鲤鱼去鳞、腮、内脏，洗净切片；猪肉洗净切片。
②猪骨汤入锅，调入盐、花椒，下鲤鱼、猪肉烧开，入白菜叶，小火煲熟即可。

风热咳嗽

【风热咳嗽以夏秋季多见，主要症状为咳痰黄稠，咳而不爽，兼有口渴咽喉痛、喉咙发热发痛、舌苔薄黄。风热咳嗽有可能是季节转换或饮食不注意导致上火而引起的。】

食养材料推荐

冬瓜　瓜
丝瓜　瓜笋
西竹　藕
莲鸭　蛋菜
紫

[冬瓜]《本草纲目》记载，冬瓜"热者食之佳……熟食练五脏"。

[丝瓜]《本草纲目》记载，丝瓜"煮食除热利肠"。

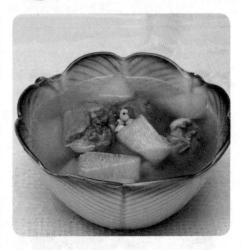

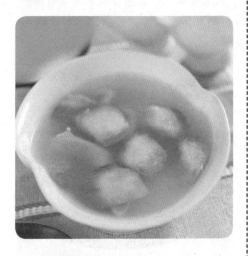

冬瓜薏米鸭汤

材料： 薏米20克，枸杞子10克，鸭肉500克，冬瓜200克

调料： 盐2克，蒜片、植物油、米酒、高汤各适量

做法： ①将鸭肉洗净，切块；冬瓜洗净，去瓤切块；薏米洗净、泡发；枸杞子洗净。

②锅中倒油烧热，爆香蒜片，放入鸭肉翻炒，加适量盐，再加入米酒和高汤。

③煮开后放入薏米、枸杞子，旺火煮1小时，下入冬瓜，再转用小火继续煮至熟即可。

丝瓜鸡片汤

材料： 丝瓜150克，鸡脯肉200克

调料： 生姜片2克，盐3克，味精2克，生粉适量

做法： ①丝瓜洗净去皮，切成块；鸡脯肉洗净切成小片。

②再将鸡脯肉片用生粉、盐腌渍30分钟，直至入味。

③锅中加水，用大火烧沸，下入生姜片、鸡片、丝瓜煮6分钟，待熟后调入盐、味精即可。

肺燥咳嗽

【肺燥咳嗽一般是肺虚液少或燥邪伤肺所致的咳嗽，主要症状是干咳无痰，或者有痰咳不出，鼻燥咽干，舌苔薄而少津。肺燥咳嗽者适宜食用一些具有滋阴润燥作用的食物。】

食养材料推荐

川贝母
瓜　蒌
芝　麻
银　耳
鸭　肉
蜂　蜜
百　合

[川贝母]《本草纲目》记载，川贝母"降胸中因热结胸及乳痈流痰结核"。

[瓜蒌]《本草纲目》记载，瓜蒌"润肺燥，降火。治咳嗽，涤痰结，利咽喉"。

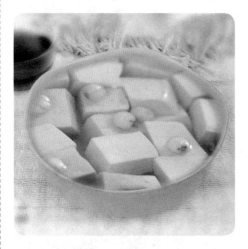

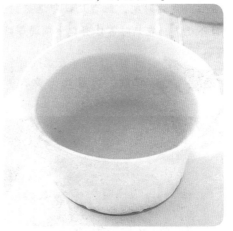

川贝母炖豆腐

材料： 豆腐300克，川贝母10克

调料： 冰糖适量

做法： ①川贝母洗净，沥干水分；冰糖打碎；豆腐洗净，切块备用。
②豆腐放炖盅内，上放川贝母、冰糖，盖好。
③在锅中加入适量清水，大火煮沸，然后放入炖盅，隔滚水用小火炖约1小时取出，待稍凉时吃豆腐及川贝母。

枇杷叶瓜蒌茶

材料： 枇杷叶10克，桑白皮15克，葶苈子、瓜蒌各10克

调料： 白糖适量，梅子醋30克

做法： ①把枇杷叶、桑白皮、葶苈子、瓜蒌洗净放入锅里。
②锅置火上，加入适量清水，用大火煮沸，然后用小火慢煎20分钟。
③取汁去渣，待冷却后再加上梅子醋和白糖即可。

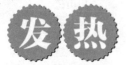

【正常人的体温，一般是在36.2℃~37.2℃，如果体温超过37.3℃，则认为是发热。发热的原因包括感染性发热和非感染性发热，中医则认为，发热的原因极为复杂，可分为外感发热、气虚发热、血虚发热、阴虚发热。】

外感发热

【外感发热主要表现为体温升高、身体发热、面红、舌红。发热时间，短者几日即退热，长者持续10余日不退热，发热时常伴有口干烦渴等症状。】

食养材料推荐
黄 瓜
白萝卜
绿 豆
梨
西红柿

 ［黄瓜］《本草纲目》记载，"服此（黄瓜）能利热利水"。

［白萝卜］《本草纲目》记载，白萝卜能"宽中化积滞，下气化痰浊"。

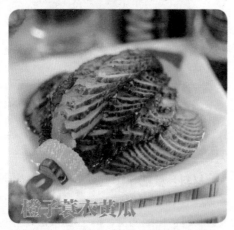

橙子蓑衣黄瓜

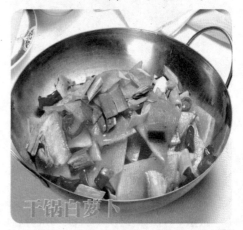

干锅白萝卜

✔ **材料**：黄瓜500克，橙子果肉适量

🥢 **调料**：盐4克，香油适量

🍲 **做法**：①黄瓜洗净，切成薄片，加盐腌渍一会儿，在盘中摆成蓑衣状。
②将香油均匀地淋在黄瓜上，再将橙子果肉摆入盘中，即可食用。

✔ **材料**：红椒片、蒜苗段各适量，白萝卜500克，五花肉100克

🥢 **调料**：油、盐、生抽、味精、鲜汤各适量

🍲 **做法**：①白萝卜洗净，切片；五花肉洗净，切片。
②锅下油烧热，放入白萝卜、五花肉炒至五成熟，放入余下所有材料，盛入干锅即可。

气虚发热

【气虚发热一般发生在上午，劳倦即复发或加重，伴有声低气短，倦怠乏力，饮食少味，或兼有恶寒自汗，舌质淡，边尖有齿痕，舌苔薄。通常到了下午气虚发热的症状会有所缓解。】

[南瓜]《本草纲目》记载，南瓜"补中益气"。

[红枣]《本草纲目》记载，"枣味甘，性温，能补中益气……可治气血亏虚"。

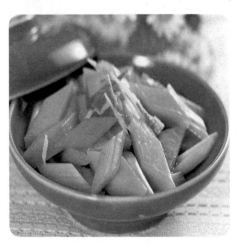

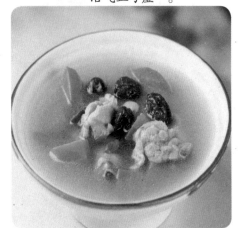

西芹炖南瓜

🍴 **材料**：西芹150克，南瓜200克

🥄 **调料**：姜片、葱段各5克，盐、味精、水淀粉各适量

🍲 **做法**：①西芹取茎洗净，切菱形片；南瓜洗净，去皮、瓤，切菱形片。
②将西芹片、南瓜片分别下开水锅中余水，然后捞出，沥干水分。
③最后将南瓜、西芹装入砂锅中，加适量水，中火炖5分钟，下入适量姜片、葱段、盐、味精，勾芡即可。

胡萝卜红枣枸杞鸡汤

🍴 **材料**：鸡腿100克，胡萝卜90克，红枣20克，枸杞子10克

🥄 **调料**：姜片少许，盐、鸡精各2克

🍲 **做法**：①胡萝卜洗净、去皮，切成丁；鸡腿洗净，斩成小块；红枣、枸杞子分别洗净。
②鸡块余去血水，捞出沥干。
③砂锅中注水烧开，入胡萝卜丁、枸杞子、红枣、鸡块、姜片，用大火烧开后转小火炖30分钟，至鸡肉熟软，加入少许盐、鸡精，搅匀调味，至汤汁入味，装入汤碗中即可。

血虚发热

【血虚发热多是由鼻出血、便血、产后崩漏或饮食劳倦内伤脾胃所致。血虚发热的主要症状是低热、头晕眼花、身体疲倦乏力、心悸不宁、面白少华、唇甲色淡、舌质较淡等。】

食养材料推荐

猪	肝
阿	胶
芝	麻枣
红	菜鱼
菠	鲫
何首乌	

[猪肝]《本草纲目》记载，猪肝能"清热散血、补肝明目"。

[阿胶]《本草纲目》记载，阿胶"和血滋阴，除风润燥"。

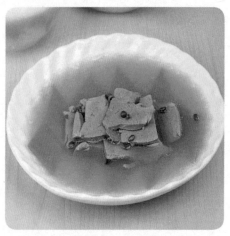

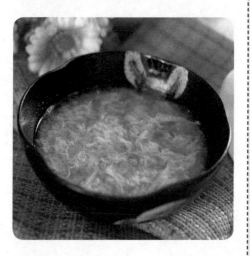

南瓜猪肝汤

♥ **材料：**南瓜200克，猪肝120克

🥣 **调料：**盐4克，葱花少许

🍲 **做法：**①将南瓜去皮、籽，洗净切片备用；猪肝洗净切片，煮熟备用。

②净锅上火，倒入适量清水，下入备好的猪肝、南瓜，先用大火煮沸，然后转用小火煲煮30分钟，煲至熟，调入适量的盐，搅拌均匀，稍煮，盛碗中，撒上葱花即可。

阿胶鸡蛋羹

♥ **材料：**阿胶粉20克，鸡蛋1个

🥣 **调料：**红糖10克

🍲 **做法：**①将鸡蛋敲入碗内，搅拌均匀。

②阿胶粉加适量清水，然后倒入锅中，锅置火上，一边煮一边搅拌，使阿胶溶化。

③至阿胶煮开后，再慢慢倒入鸡蛋液，然后搅拌，煮片刻，即可加入红糖调味服食。

阴虚发热

【阴虚发热一般是由内阴液亏虚所致，发热时间多为午后或夜间，但一般多为低热。阴虚发热的表现为两颧红赤、形体消瘦、潮热盗汗、五心烦热、夜热早凉、口燥咽干、舌红少苔。】

食养材料推荐

乌　鸡
枸　杞
芝　麻
银　耳
鸭　肉
海　参
何首乌

[乌鸡]《本草纲目》记载，乌鸡"补虚劳羸弱，治消渴，益产妇"。

[枸杞子]《本草纲目》记载，枸杞子"坚筋耐老，祛风，补益筋骨"。

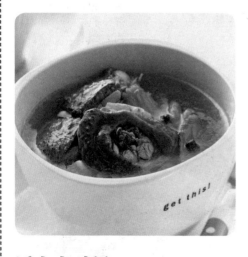

活血乌鸡汤

🥄 **材料**：熟地黄、党参各15克，当归、牡丹皮、丹参、桂枝、枸杞子各10克，白术、茯苓、甘草各5克，红枣6枚，鸡腿2只

🥣 **调料**：盐4克，鸡精3克

🍲 **做法**：①鸡腿剁块、洗净，氽烫捞起洗净。

②将所有材料洗净，盛入炖锅，加入鸡块，加水至盖过材料。

③以大火煮开，转小火慢炖50分钟，加盐、鸡精调味即可。

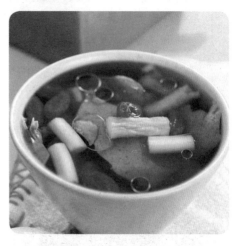

二参枸杞猪腰汤

🥄 **材料**：猪腰1个，沙参、枸杞子、党参各10克

🥣 **调料**：盐4克，味精4克，葱段、姜片各5克

🍲 **做法**：①猪腰收拾干净切片，入沸水中氽熟；枸杞子泡发洗净；沙参、党参润透切小段。

②再将枸杞子、党参、猪腰、沙参、姜、葱段装入炖盅内，加适量清水，入锅中炖煮半小时至熟，最后再调入适量盐、味精即可。

内热引发的病症

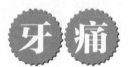

【牙痛是指牙齿因为各种原因引起的疼痛，是口腔疾患中常见的症状之一，在西医学上则为常见的龋齿、牙髓炎、根尖周围炎等。牙痛患者食用冷、热、酸、甜等刺激性食物时，牙痛会加重。常见的有风火牙痛、龋齿牙痛。】

风火牙痛

【风火牙痛主要表现为牙齿作痛，咀嚼或轻叩时疼痛感明显加重，且牙龈红肿或溢脓，或伴有口渴、舌质红、舌苔黄。】

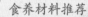

食养材料推荐

绿豆　丝瓜
丝瓜　苦瓜
苦瓜　莲子
莲百　百合

[绿豆]《本草纲目》记载，绿豆"解诸毒……益气、通经脉"。

[丝瓜]《本草纲目》记载，丝瓜"煮食除热利肠"。

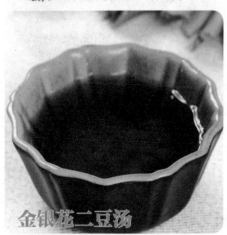

金银花二豆汤

🥄 **材料**：金银花10克，黄豆30克，绿豆160克

🍲 **调料**：冰糖10克

🍳 **做法**：①将金银花洗净；黄豆、绿豆分别洗净，泡发，入锅中，加适量水，开大火煮至水沸，再转小火续煮至豆熟透。
②再加入金银花煮5分钟。
③将金银花、豆皮撇去，加冰糖调匀。

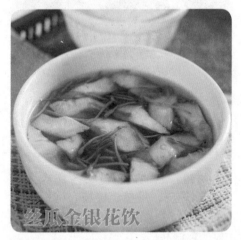

丝瓜金银花饮

🥄 **材料**：金银花40克，丝瓜500克

🍲 **调料**：白糖适量

🍳 **做法**：①丝瓜、金银花分别洗净；丝瓜切成菱形块状。
②锅中入丝瓜、金银花，加水1000毫升，大火煮开后转中火煮5分钟，加入白糖即可。
③可分数次饮用，每次300毫升，每日3~5次。

龋齿牙痛

【龋齿牙痛的主要症状是牙体不断遭受侵蚀出现蛀孔，饮食时会出现食物嵌塞在龋洞的情况，而且牙齿一旦受到冷、热、酸、甜的刺激，就会引起牙痛。因此饮食时需要特别注意。】

食养材料推荐

梨
决明子
菠　菜
茼　蒿
茄　子
莲　藕
菊　花

［梨］《本草纲目》记载，"梨，润肺清心，清痰降火，解疮毒、酒毒"。

［决明子］《本草纲目》记载，决明子"助肝气……消肿毒……治头风"。

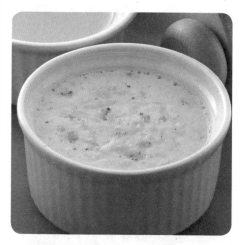

西洋梨蛋黄布丁

ⅴ **材料**：西洋梨1个，配方奶60克，蛋黄2个

🥄 **调料**：婴儿麦粉1匙，葱花少许

🍲 **做法**：①西洋梨洗净，切开后取半个，去皮、核后，用研磨器磨成泥状备用。

②将麦粉、配方奶先搅拌均匀，再加入蛋黄、西洋梨泥拌匀。

③最后放入容器中，用中火蒸约10分钟至熟，撒上葱花即可。

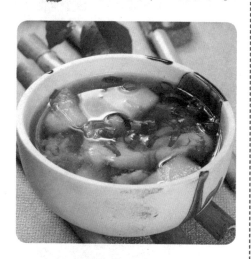

决明子冬瓜汤

ⅴ **材料**：决明子10克，鳗鱼1条，冬瓜300克

🥄 **调料**：盐、葱花各少许，葱白约20克

🍲 **做法**：①将决明子洗净备用；鳗鱼去鳃、内脏，洗净备用；冬瓜去瓤，洗净，切成小块状备用；葱白洗净备用。

②锅置火上，加入适量水，将水煮开。

③将全部材料、葱白放入锅内，煮至鱼烂汤稠，加少许盐，盛入碗中，撒上葱花即可食用。

【口臭是指因机体内部失调而导致口内出气臭秽的一种病症。它使人不敢与人近距离交往，从而影响正常的人际、情感交流。口臭多表现为呼气时有明显异味，刷牙、漱口均难以消除病症，使用清洁剂也难以掩盖，是一股发自身体内部的臭气。】

肺胃郁热引发的口臭

【由肺胃郁热引发的口臭，除了口臭之外，还经常表现为鼻干燥、咽喉红肿、疼痛、涕黄、舌苔红、舌苔少等症状。】

食养材料推荐
薄　荷
马齿苋
绿　豆
西　瓜
草　莓

 [薄荷]《本草纲目》记载，薄荷"利咽喉、口齿诸痛"。

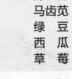 [马齿苋]《本草纲目》记载，马齿苋"散血消肿，利肠滑胎，解毒通淋"。

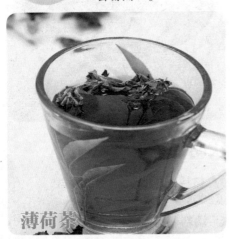

薄荷茶

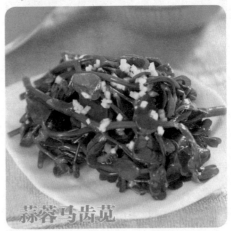

蒜蓉马齿苋

Ⅴ **材料**：薄荷3克，茶叶10克

调料：冰糖适量

做法：①将薄荷叶、茶叶洗净备用。

②净锅置于火上，加入400毫升清水，大火煮沸后倒入杯中，将薄荷叶、茶叶放在杯中，加盖闷5分钟。

③放入冰糖，调匀即可饮用。

Ⅴ **材料**：马齿苋300克，蒜10克

调料：盐4克，味精3克，植物油适量

做法：①马齿苋洗净；蒜洗净，去皮，剁成蓉。

②将洗净的马齿苋下入沸水中稍余后捞出。

③锅中加油烧热，下入蒜蓉爆香后，再下入马齿苋、盐、味精翻炒均匀即可。

腑气不通引发的口臭

【由腑气不通引发的口臭，症状主要表现为口臭，同时还伴有下面其中一个或多个症状：口干、口苦、舌苔黄、胸闷、气短、肠胃不适、腹胀、尿频、便秘、便溏、肢体麻木、容易上火、手心出汗、烦躁、失眠、发质干枯、耳鸣等。】

食养材料推荐

蜂蜜　　蜜豆
绿豆　　米豆
小黄　　豆菜
白南　　瓜

[蜂蜜]《本草纲目》记载，蜂蜜"采百花之精，味甘主补，滋养五脏"。

[绿豆]《本草纲目》记载，绿豆"解诸毒……益气、通经脉"。

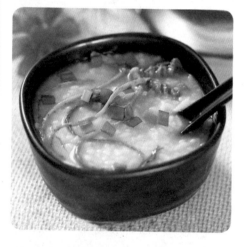

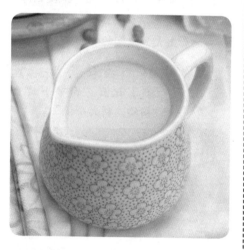

人参蜂蜜粥

 材料：人参3克，蜂蜜50克，韭菜5克，粳米100克

 调料：生姜2片

 做法：①人参洗净，浸泡一夜，备用；韭菜洗净，先切段，再切成细末，备用。
②将人参连同泡参水与洗净的粳米一起放入砂锅中，小火煨粥。
③待粥将熟时放入蜂蜜、生姜片、韭菜末调匀，再煮片刻即成。

豌豆绿豆大米豆浆

 材料：大米75克，豌豆10克，绿豆15克

 调料：冰糖适量

 做法：①绿豆、豌豆分别用清水浸泡4小时，洗净；大米淘洗干净。
②将上述材料倒入豆浆机中，加水至上下水位线之间，搅打成豆浆后滤出，加入冰糖拌匀即可。

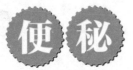

【便秘是临床常见的复杂症状，而不是一种疾病，主要表现为排便次数减少、粪便干结、排便费力、粪便量减少等。上述症状同时存在两种以上时，即为便秘。中医认为，便秘的病因为燥热内结，或气滞不行，或气虚传送无力，或血虚肠道干涩等。】

气虚便秘

食养材料推荐
白萝卜
洋葱
葡萄
包菜
百合

【气虚便秘最主要的表现是排便困难，腹部胀气甚至胀痛。气虚便秘者应适量吃行气、软坚润肠的食物，忌食上火、胀气的食物。】

[白萝卜]《本草纲目》记载，白萝卜"宽胸隔，利大小便"。

[洋葱]《本草纲目》记载，洋葱"性温，味甘……有散热解毒之效"。

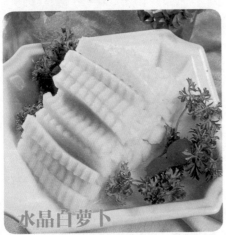

水晶白萝卜

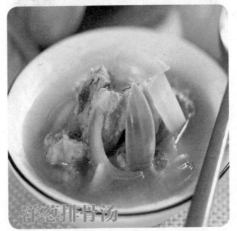

洋葱排骨汤

Ⅴ **材料：** 白萝卜150克

调料： 盐、味精、醋各4克，生抽10克

做法： ①白萝卜洗净，去皮，切段。②盐、醋、味精加清水调匀，放入白萝卜腌渍3个小时，捞出盛盘。③将生抽淋在萝卜上即可。

Ⅴ **材料：** 洋葱150克，排骨200克

调料： 姜片10克，盐4克，味精3克

做法： ①排骨洗净砍成小段；洋葱洗净切片。②将排骨段下入沸水中稍氽，捞出备用。③锅中加水烧开，下入排骨、洋葱、姜片一起炖熟后，调入盐、味精即可。

热性便秘

【热性便秘的主要症状是大便干结、小便短赤、面红心烦、口臭、满腹胀痛、舌红苔黄。热性便秘患者还可能伴有上火的症状，可适量吃些清凉润滑、有利于肠胃蠕动的食物。】

食养材料推荐
香　蕉
黄　瓜
梨
苦　瓜
黑木耳
芹　菜

 ［香蕉］《本草纲目》记载，香蕉能"止渴润肺解酒，清脾滑肠"。

 ［黄瓜］《本草纲目》记载，黄瓜能"利热利水"。

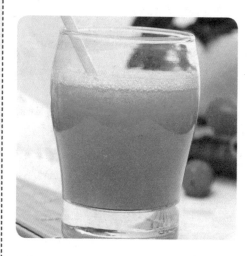

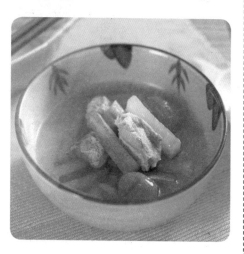

香蕉茶汁

◇ **材料**：香蕉100克

◇ **调料**：茶叶水、蜂蜜各少许

◇ **做法**：①将香蕉去皮取肉。
②将香蕉放入茶杯中，用勺子均匀碾碎成泥。
③往装有香蕉的茶杯中加入适量已冲泡好的茶叶水。
④调入蜂蜜，调匀即成。

黄瓜扁豆排骨汤

◇ **材料**：黄瓜400克，扁豆30克，麦冬20克，排骨600克，蜜枣2颗

◇ **调料**：盐4克

◇ **做法**：①黄瓜洗净，切段；扁豆、麦冬分别洗净。
②排骨斩件，洗净焯水。
③将瓦煲内加入2000毫升清水，用大火煮沸，加入以上材料，继续用大火煮沸，然后改用小火煲3小时，加盐调味即可。

老年便秘

【老年便秘主要是指老年人排便次数减少、排便困难，排便次数每周少于2次，严重者长达2~4周才排便一次，排便时间加长，或每日排便多次，但排出困难，粪便硬结如羊粪状，且量很少。此外，还可能伴有腹胀、食量减少等症状。】

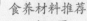

食养材料推荐

南　瓜
何首乌
白　菜
菠　菜
蜂　蜜
鱼腥草

[南瓜]《本草纲目》记载，南瓜"补中益气"。

[何首乌]《本草纲目》记载，何首乌"养血益肝、固精益肾"。

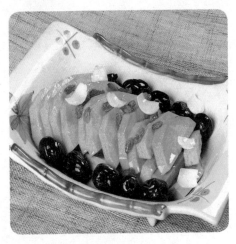

蜂蜜蒸老南瓜

🍶 **材料**：老南瓜500克，红枣300克，百合15克，葡萄干15克

🥄 **调料**：蜂蜜20克

🍲 **做法**：①老南瓜削去外皮、瓤，洗净切片备用；红枣、百合、葡萄干分别洗净。
②将南瓜片整齐地摆入碗中，旁边摆上红枣，上面撒上百合、葡萄干。
③最后再淋上蜂蜜，入笼蒸25分钟至软烂即可。

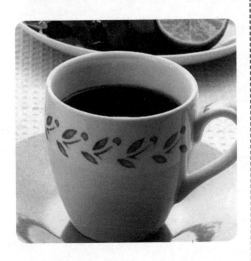

丹参首乌茶

🍶 **材料**：丹参2克，陈皮1克，赤芍1克，何首乌1克

🥄 **调料**：蜂蜜适量

🍲 **做法**：①将丹参、陈皮、赤芍、何首乌分别洗净。
②净锅置火上，加800毫升水，水开后将所有药材一起放入锅中，转中火煎煮15分钟即可。
③去渣，将药汁倒入杯中，待稍凉后加入蜂蜜搅拌均匀即可饮用。

高血压

黄豆	黄瓜
钩藤	香菇
薏米	山楂

【高血压是指在静息状态下动脉收缩压和（或）舒张压增高的病症，常伴有心、脑、肾、视网膜等器官功能性或者器质性改变以及脂肪和糖代谢紊乱等现象。】

[黄豆]《本草纲目》记载，黄豆"宽中下气，利大肠，消水胀，治肿毒"。

[钩藤]《本草纲目》记载，钩藤治"大人头旋目眩，平肝风，除心热"。

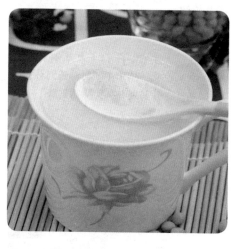

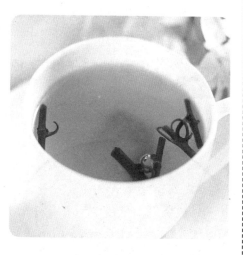

蜜柚黄豆豆浆

🥄 **材料**：黄豆50克，柚子60克

🥣 **调料**：白糖少许

🍲 **做法**：①黄豆加适量水泡至发软，捞出洗净备用；柚子去皮、去籽，将果肉切碎丁备用。

②将黄豆、柚子一起放入豆浆机中，加适量水，搅打成豆浆。

③将搅打好的豆浆入锅，煮沸后滤出，然后加入适量白糖，搅拌均匀即可。

钩藤白术汤

🥄 **材料**：钩藤50克，白术30克

🥣 **调料**：冰糖20克

🍲 **做法**：①钩藤洗净备用；白术洗净备用。加300毫升水，小火煎半小时。

②在锅中加适量清水，再加入钩藤和白术，先用大火煮沸，再转小火慢煎30分钟。

③最后加入适量冰糖，搅拌均匀即可服用。

脾胃失调引发的病症

【腹泻是指排便次数明显超过平日习惯的频率，粪质稀薄，水分增加，每日排便量超过200克，或含未消化食物或脓血、黏液。多由细菌感染、食物中毒、病毒感染引起肠胃功能紊乱所致，也有因着凉所致的腹泻。】

伤食腹泻

【伤食腹泻一般多发于小儿，主要症状是腹痛肠鸣，粪便如臭鸡蛋，泻后腹痛减轻，痞闷嗳气，舌苔垢浊。】

食养材料推荐

山楂　　橘子
橘子　　小米
小苹　　果皮
苹陈

[山楂]《本草纲目》记载，山楂"化饮食、消肉积、痞满吞酸"。

[橘子]《本草纲目》记载，橘子皮"同补药则补；同升药则升；同降药则降"。

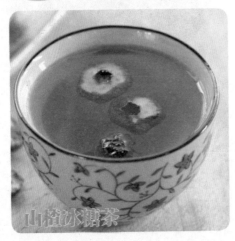

山楂冰糖茶

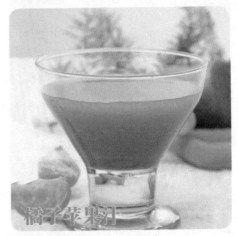

橘子苹果汁

Ⓥ **材料**：山楂5克

🥄 **调料**：冰糖适量

🍲 **做法**：①将山楂洗净，与冰糖一起放入茶杯中。
②茶杯中倒入沸水，加盖闷泡5分钟后，将茶水倒入茶杯中饮用。

Ⓥ **材料**：橘子1个，苹果1个

🍲 **做法**：①将橘子去皮、去籽。
②将苹果洗净，留皮去核，切成块。
③将所有材料放入榨汁机内，搅打2分钟即可。

肝脾不调腹泻

【肝脾不调型腹泻是指由愤怒引起的腹痛泄泻，常伴有胸胁痞闷、嗳气食少、食欲不振的症状，此类腹泻患者应该吃一些疏肝健脾的食物。】

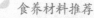

食养材料推荐

木	瓜
米	醋
大	米
莲	藕
党	参
陈	皮
白	术

[木瓜]《本草纲目》记载，木瓜"于脾有补，于筋可舒，于肺可敛"。

[米醋]《本草纲目》记载："醋能消肿、散水气，杀邪毒。"

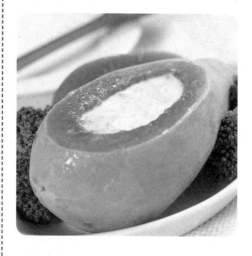

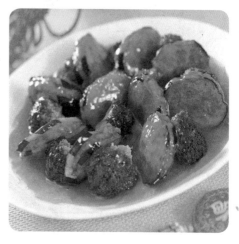

木瓜炖雪蛤

材料：木瓜1个，雪蛤150克，西蓝花100克

调料：盐4克

做法：①在木瓜三分之一处切开，挖去籽，洗净备用。

②将西蓝花洗净放入沸水中，加少许盐，焯熟后捞出，将雪蛤装入木瓜内。

③锅置火上，把雪蛤木瓜入锅，隔水蒸30分钟至熟，取出，在周围摆上西蓝花即可食用。

糖醋茄夹

材料：茄子200克，猪肉150克，西蓝花100克

调料：糖、醋、盐、酱油、植物油各适量

做法：①猪肉洗净，切碎；茄子洗净，切片；西蓝花洗净，切块。

②热锅下油，下入茄子炸至变软捞出。

③锅内留油，下酱油、醋、糖、盐炒匀，下入猪肉沫、茄子和西蓝花上色，加适量水焖熟即可。

阳虚腹泻

【阳虚腹泻主要是黎明前肠鸣、腹泻，泻后就会稍微缓解，腹部和胃部经常觉得冷，并伴有疼痛感，且下肢经常会觉得冷。阳虚腹泻的患者可以适量地吃些热性温暖的食物。】

食养材料推荐

肉豆蔻
羊　肉
荔　枝
猪　肉
生　姜
桂圆肉

[肉豆蔻]《本草纲目》记载，肉豆蔻"暖脾胃，固大肠"。

[羊肉]《本草纲目》记载，羊肉"暖中补虚，补中益气"。

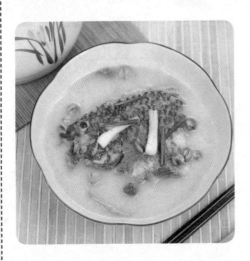

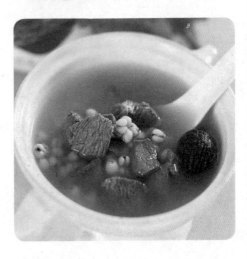

肉豆蔻陈皮鲫鱼羹

材料：肉豆蔻、陈皮各适量，鲫鱼1条

调料：葱段15克，盐、植物油各适量

做法：①鲫鱼宰杀收拾干净，斩成两段后下入热油锅煎香；肉豆蔻、陈皮均洗净浮尘。
②锅置火上，倒入适量清水，放入鲫鱼，待水烧开后加入肉豆蔻、陈皮煲至汤汁呈乳白色。
③加入葱段继续熬煮20分钟，调入盐即可食用。

草果羊肉汤

材料：薏米200克，草果4个，羊肉200克

调料：盐4克

做法：①将薏米洗净，浸泡后沥干水分；苹果洗净；羊肉洗净，切块。
②将薏米入锅，加适量水煮至半生熟，加入羊肉块、苹果，大火煮开，然后小火熬煮，直至羊肉熟透。
③加盐少许，调匀即可食用。

脾虚腹泻

【脾虚腹泻主要表现为大便时溏时泻，水谷不化，不思饮食，面色萎黄，神疲乏力。脾虚型腹泻患者适宜多吃一些具有补气健脾、滋养脾胃作用的食物，尤其是腹泻频繁者应注意及时补充水分。】

食养材料推荐
白扁豆
山　药
糯　米
荔　枝
乌鸡肉
人　参
莲　子

[白扁豆]《本草纲目》记载，白扁豆"其性温平，得乎中和，脾之谷也"。

[山药]《本草纲目》记载，山药"益肾气，健脾胃，止泄痢，化痰涎，润皮毛"。

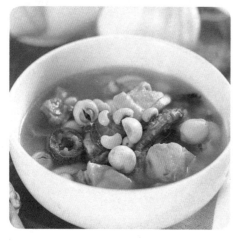

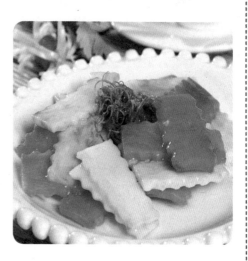

白扁豆鸡汤

材料：白扁豆100克，莲子40克，鸡腿100克，砂仁10克

调料：盐4克

做法：①白扁豆洗净；莲子、鸡腿分别洗净，鸡腿切块；将鸡腿、莲子置入锅中，加入1500毫升清水以大火煮沸，转小火续煮45分钟备用。

②将白扁豆放入锅中与其他材料混合，煮至白扁豆熟软。

③再放入洗净的砂仁，搅拌溶化后，加入盐调味即可。

山药炒胡萝卜

材料：山药、胡萝卜各200克

调料：冰糖、蜂蜜、盐、葱丝各适量

做法：①山药、胡萝卜分别洗净切块，焯水，沥干。

②将冰糖、蜂蜜、盐、清水放入锅中煮，汤汁熬浓稠时，加入山药、胡萝卜翻炒均匀，装盘，撒上葱丝即可。

寒性腹泻

【寒性腹泻大多是由于受风寒或寒湿之邪所引起的，常有泄泻清稀便，并且伴有腹痛、肠鸣、肢体酸痛等一系列症状。寒性腹泻患者最好多食用温中散寒、祛风化湿的食物，切忌受凉。】

食养材料推荐
胡椒
花椒
生姜
葱
蒜

 [胡椒]《本草纲目》记载，胡椒"大辛热，纯阳之物，胃寒湿者宜之"。

 [花椒]《本草纲目》记载，花椒"除风邪气，湿中，去寒痹"。

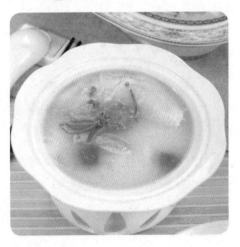

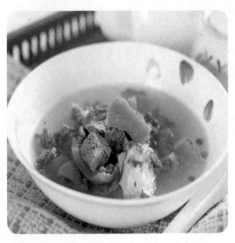

胡椒猪肚汤

🍴 **材料**：猪肚1个，蜜枣5颗

🥄 **调料**：胡椒15克，盐适量

🍲 **做法**：①猪肚加盐、淀粉搓洗，用清水漂洗干净。

②将洗净的猪肚入沸水中氽烫，刮去白膜后捞出，将胡椒放入猪肚中，以线缝合。

③将猪肚放入砂煲中，加入蜜枣，再加入适量清水，大火煮沸后改小火煲2小时，猪肚拆去线，加盐调味，取汤和猪肚食用。

花椒羊肉汤

🍴 **材料**：当归30克，生姜15克，羊肉500克

🥄 **调料**：花椒5克，味精、盐、胡椒各适量

🍲 **做法**：①羊肉洗净切块；生姜洗净切片；当归洗净。

②花椒、生姜片、当归和羊肉块一起置入砂锅中。

③加水煮沸，再用小火炖1小时，再加入味精、盐、胡椒调味即成。

湿热腹泻

【湿热腹泻多发生在夏秋季节，腹痛即泻，泻下臭秽，肛门时有灼热感，粪色黄褐，心烦口渴，小便短赤，舌苔黄色且厚腻此类患者适宜食用清热化湿或淡渗利湿之物。】

食养材料推荐

荷	叶
砂	仁米
薏	豆瓜
绿	冬肉
猪	

[荷叶]《本草纲目》记载，荷叶能"生发元气，裨助脾胃"。

[砂仁]《本草纲目》记载，砂仁"补肺醒脾，通滞气，散寒饮痞胀，噎膈呕吐"。

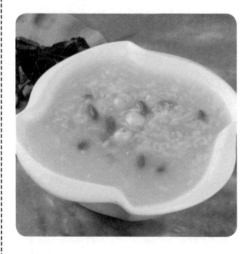

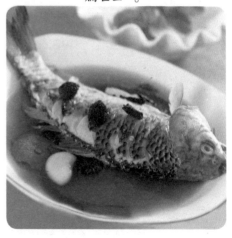

荷叶莲子枸杞粥

🥄 **材料**：水发大米150克，水发莲子90克，枸杞子12克，干荷叶10克

🥄 **调料**：冰糖40克

🍲 **做法**：①干荷叶洗净，加水煎煮，取药汁；枸杞子、大米、莲子分别洗净。

②锅中加水烧开，倒入药汁，大火烧开后用小火煮10分钟，再倒入大米、莲子、枸杞子，煮至米粒熟软。加入冰糖搅拌匀。

③用大火续煮一会儿，至糖分溶化，装入汤碗中即成。

砂仁鲫鱼汤

🥄 **材料**：砂仁10克，陈皮10克，鲫鱼300克

🥄 **调料**：大蒜2瓣，胡椒10克，干辣椒5克，葱丝、食盐、酱油、菜油各适量

🍲 **做法**：①将鲫鱼去鳞、鳃和内脏，洗净；在鲫鱼腹内装入陈皮、砂仁、大蒜、胡椒、干辣椒及葱、食盐、酱油。

②在锅内放入菜油烧开，将鲫鱼放入锅内煎熟，再加入适量清水，炖煮成羹，即可出锅。

食欲不振

食养材料推荐

乌 梅	猪 肉
陈 皮	茯 苓
小 米	山 楂

【食欲不振是指对食物缺乏需求的欲望。过度的体力劳动或脑力劳动、饥饱不均、情绪紧张、暴饮暴食等都可能导致食欲不振。】

 [乌梅]《本草纲目》记载，乌梅"治久嗽，泻痢，反胃噎膈，蛔厥吐利"。

 [陈皮]《本草纲目》记载，陈皮"理气燥湿……同补药则补"。

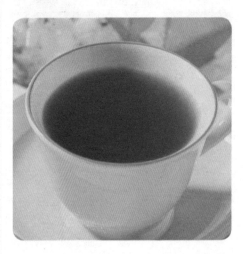

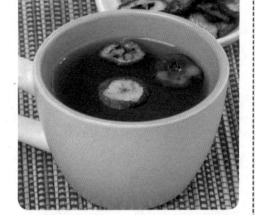

麦芽乌梅饮

材料： 山楂10克，炒麦芽15克，乌梅2颗

调料： 寡糖30克

做法： ①将山楂、乌梅、炒麦芽分别洗净备用。

②锅置于火上，在锅中加1000毫升水，将山楂、炒麦芽、乌梅一起放入锅中，大火煮沸后用小火续煮20分钟。

③滤去药渣，最后再加入寡糖调味，拌匀即可。

山楂陈皮茶

材料： 生山楂、炒山楂各6克，炒陈皮8克

调料： 红茶适量

做法： ①将生山楂、炒山楂、炒陈皮分别洗净，然后沥干水分备用。

②在锅中加入适量清水，加入生山楂、炒山楂、炒陈皮，用大火煮沸后转用小火慢煎20分钟。

③最后加入适量红糖，搅拌均匀，滤取茶水饮用即可。

消化不良

食养材料推荐

山 楂	苹 果
鸡内金	白 菜
燕 麦	陈 皮

【消化不良主要是指出现上腹痛、上腹胀、早饱、嗳气、食欲不振、恶心、呕吐等症状，经检查后排除引起上述症状的器质性疾病的一组临床综合征。】

[山楂]《本草纲目》记载，山楂"化饮食、消肉积……痞满吞酸"。

[鸡内金]《本草纲目》记载，鸡内金"治小儿食疟，疗大人淋漓反胃"。

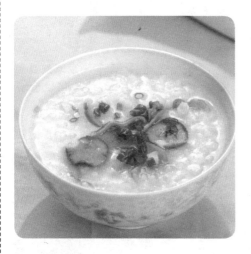

猪肚山楂粥

材料：猪肚100克，山楂片30克，大米80克

调料：姜末5克，葱花2克，盐3克，味精2克

做法：①大米淘净，浸泡半小时后，捞出备用；猪肚洗净，入锅中煮熟后，捞出切成条；山楂片洗净。

②大米入锅，加水烧沸，下入猪肚、山楂片、姜末，转中火熬至米粒开花。

③再用小火熬煮成粥，调入盐、味精调味，撒上葱花即可。

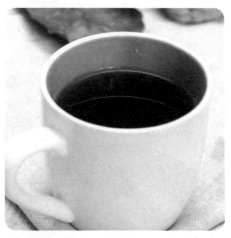

三金茶

材料：鸡内金10克，金钱草20克，海金沙25克

调料：冰糖10克

做法：①药材洗净；将海金沙用布包扎好，与鸡内金、金钱草一起放入锅中，加500毫升水。

②以大火煮沸后再转小火煮10分钟左右，加入冰糖即可。

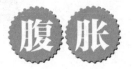

【腹胀是患者自觉脘腹胀满不适的一种最为常见的症状，可见于多种疾病。中医将单纯性腹胀分为气滞腹胀和食滞腹胀两种类型。气滞腹胀多是由情志不舒、气郁不畅引起；食滞腹胀则大多由暴饮暴食、食积难消所致。】

食滞腹胀

【食滞腹胀最主要的表现是脘腹胀满、嗳腐吞酸、恶心厌食、饱满嗳气。应食用具有消食导滞作用的清淡食物，切忌食用荤腥油腻、辛辣的食物。】

食养材料推荐
白萝卜
山　楂
小　麦子
橘
麦　芽

[白萝卜]《本草纲目》记载，白萝卜"主吞酸，化积滞，解酒毒，甚效"。

[山楂]《本草纲目》记载，山楂"化饮食、消肉积……痞满吞酸"。

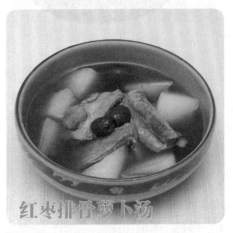
红枣排骨萝卜汤

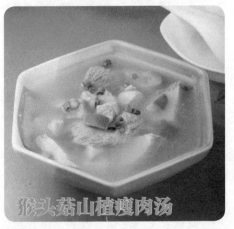
猴头菇山楂瘦肉汤

材料：排骨500克，甘草15克，红枣10颗，白萝卜15克

调料：盐适量

做法：①排骨斩块焯水、洗净；白萝卜洗净切块；红枣、甘草分别洗净。
②将所有准备好的材料盛入煮锅，加8碗水煮沸，然后转小火炖约40分钟，加盐调味即成。

材料：猴头菇、山楂各80克，瘦肉150克

调料：料酒8克，盐2克，葱花少许

做法：①猴头菇、山楂分别洗净切块。
②瘦肉洗净切丁，锅中加水煮开，入瘦肉、猴头菇和山楂，淋料酒拌匀，用大火稍煮，然后转小火慢炖至熟，再加盐调味，撒上葱花即可。

气滞腹胀

【气滞腹胀的表现为腹胀作痛，得矢气（俗称"放屁"）则胀减，脘腹胀满连及胸胁；生气或发怒后腹胀的症状一般会加重。这种类型的腹胀患者适宜食用具有疏肝理气功效的食物，忌食黏糯滋腻类的食物。】

食养材料推荐
砂　仁
陈　皮
橙　子
白　菜
山　楂
佛　手

[砂仁]《本草纲目》记载，砂仁"理元气，通滞气，散寒饮胀痞，噎膈呕吐"。

[陈皮]《本草纲目》记载，陈皮"理气燥湿……同降药则降"。

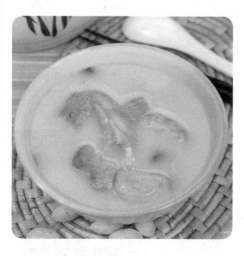

砂仁北芪猪肚汤

材料：砂仁6克，北芪10克，猪肚1个

调料：姜片、盐、生粉各适量

做法：①猪肚洗净，翻转去脏杂，以生粉洗净后加清水冲净。
②将洗净的北芪、砂仁放入猪肚内，以线缝合。
③将猪肚和姜片放入炖盅内，加入冷开水，盖上盖子，隔水炖3小时，调入盐即可。

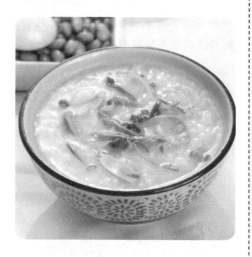

陈皮猪肚粥

材料：陈皮20克，猪肚100克，黄芪30克，大米80克

调料：盐3克，鸡精1克，葱花适量

做法：①猪肚洗净，切成长条；大米淘净，浸泡半小时后，捞出沥干；黄芪、陈皮分别洗净，均切碎。
②锅中注水，下入大米，大火烧开，放入猪肚、陈皮、黄芪，转中火熬煮，待米粒开花，小火熬煮至粥浓稠，加盐、鸡精调味，撒上葱花即可。

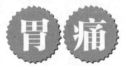

【胃痛，又叫作"胃脘痛"。中医将其分为寒性胃痛、热性胃痛、食积胃痛、气滞胃痛、血瘀胃痛五种，这五种类型的胃痛基本上包含了现代医学上的慢性胃炎、急性胃炎、胃及十二指肠溃疡、胃下垂等所致的胃痛。】

食积胃痛

食养材料推荐
胡萝卜
荞麦
白萝卜
陈皮
佛手

【食积胃痛主要是由暴饮暴食所引起的胃气受损、胃部疼痛。患者应该注意调节自己的饮食规律，还要选择有消食导滞作用的食物，尽量少食多餐。】

[胡萝卜]《本草纲目》记载，胡萝卜"下气补中，利胸膈肠胃"。

[荞麦]《本草纲目》记载，荞麦"降气宽肠，磨积滞"。

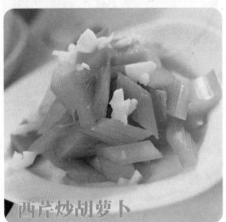

西芹炒胡萝卜

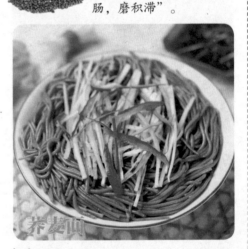

荞麦面

∨ **材料**：西芹300克，胡萝卜200克

🥄 **调料**：植物油适量，盐3克，鸡精1克，大蒜30克

🍲 **做法**：①将西芹洗净，切块；胡萝卜洗净，切块；大蒜洗净，切碎。
②炒锅注油烧热，放入蒜蓉炒香，倒入西芹和胡萝卜快速翻炒至熟。
③加盐和鸡精调味，起锅装盘即可。

∨ **材料**：荞麦面200克，黄瓜1根，红椒1个

🥄 **调料**：植物油、盐、香油、味精各适量

🍲 **做法**：①黄瓜、红椒分别洗净，切丝，入油锅炒熟，加盐、味精调味。
②锅中加水烧开，将荞麦面放入煮熟，捞出冲凉水，沥干水分后装盘，加味精，放上黄瓜、红椒，淋香油即可。

气滞胃痛

【气滞胃痛患者常常会感觉胃部胀痛，并会连及两胁，发怒生气后痛感加剧，且嗳气频作，舌苔薄腻。气滞胃痛者可选择食用有行气消胀作用的食物。】

食养材料推荐

葡萄	冬瓜
荔枝	芹菜
白萝卜	山楂

[葡萄]《本草纲目》记载，葡萄"益气倍力，强志，令人肥健耐饥"。

[冬瓜]《本草纲目》记载，冬瓜"热者食之佳。熟食练五脏"。

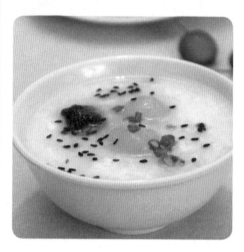

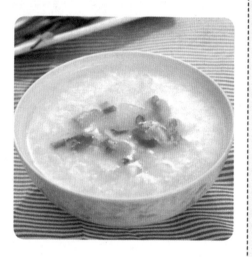

葡萄干果粥

材料：大米100克，低脂牛奶100克，熟芝麻少许，葡萄、梅干各25克

调料：冰糖5克，葱花少许

做法：①大米洗净，用清水浸泡，备用；葡萄去皮，去核，洗净备用；梅干洗净。
②锅置火上，注入清水，放入大米煮至八成熟。
③放入葡萄、梅干、芝麻煮至米粒开花，倒入牛奶、冰糖稍煮后调匀，撒上葱花即可。

冬瓜瘦肉枸杞粥

材料：冬瓜120克，大米60克，瘦肉100克，枸杞子15克

调料：盐3克，鸡精2克，香油5克，葱花适量

做法：①冬瓜去皮、瓤，洗净切块；瘦肉洗净切块，加盐腌渍片刻；枸杞子洗净；大米淘净，泡半小时。
②锅中加适量水，放入大米以旺火煮开，加入瘦肉、枸杞子，煮至瘦肉变熟。
③待大米熬烂时，加盐、鸡精调味，淋香油，撒上葱花即可。

寒性胃痛

【寒性胃痛者往往会感到胃部发冷，或受寒时胃痛发作，遇寒冷则胃痛加剧，或泛吐清水，喜暖喜热熨，或四肢发凉，舌苔白。这种类型的胃痛患者适宜吃具有温胃散寒功效的热性食物。】

食养材料推荐
鲢鱼
鸡肉
桃子
荔枝
葱
生姜

 [鲢鱼]《本草纲目》记载，鲢鱼"温中益气"。

 [鸡肉]《本草纲目》记载，鸡肉"添髓补精，助阳气，暖小肠"。

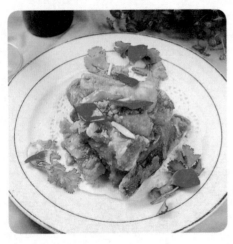

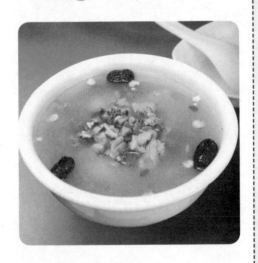

生炒鲢鱼头

材料： 鲢鱼头500克

调料： 盐3克，料酒10克，生粉10克，葱、鸡精、植物油各适量

做法： ①鲢鱼头洗净剁成块，用盐、料酒、生粉腌渍；红椒洗净切块；葱洗净切段。
②倒油入锅，烧至五成热时把鱼头倒入，炸至金黄色时盛起。
③锅内留油，倒入红椒，加盐翻炒后倒入鱼块，1分钟后放入葱段、鸡精翻炒几下即可出锅。

党参老母鸡汤

材料： 党参20克，枸杞子、红枣各少许，老母鸡1只

调料： 盐适量，姜少许

做法： ①老母鸡收拾干净，切块；枸杞子、红枣、党参分别洗净；姜洗净，切丝。
②锅内注入适量清水，放入老母鸡、党参、枸杞子、红枣、姜丝一起用慢火炖煮1小时。
③煮至熟时，加入适量盐调味，起锅装碗即可。

热性胃痛

【热性胃痛的主要症状是时常感觉胃部有灼热感，或有痞胀饱满感，还会伴有口干口苦、口臭、舌苔多黄的症状。热性胃痛患者平时可以适量多食一些清凉的蔬菜瓜果。】

食养材料推荐

马蹄　腐豆
豆绿　豆
　梨　瓜
西　瓜
丝　菜
菠　菜

[马蹄]《本草纲目》记载，马蹄"治酒客肺胃湿热"。

[豆腐]《本草纲目》记载，豆腐"宽中益气，和脾胃……下大肠浊气"。

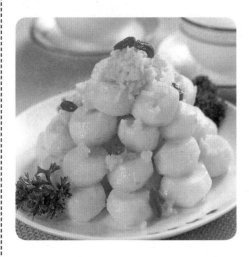

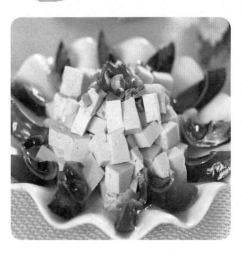

酒酿马蹄

🍷 **材料**：马蹄400克，酒酿20克

🥄 **调料**：枸杞子20克

🍲 **做法**：①将马蹄去皮，洗净。
②将枸杞子放入清水中洗净，再捞出，沥干水分备用。
③将处理好的马蹄整齐码放入盘中。
④浇上酒酿，再均匀淋入酒酿里的汁水，最后撒上枸杞子，即可食用。

皮蛋拌豆腐

🍷 **材料**：老豆腐300克，皮蛋4个

🥄 **调料**：香葱末10克，蒜末10克，椒油8克，熟芝麻少许，盐3克，味精1克

🍲 **做法**：①将豆腐洗净，切成小四方块，略焯装盘。
②皮蛋去壳洗净，切成块状，装入盛豆腐的盘中。
③将香葱末、蒜末、椒油、芝麻、盐、味精拌匀，淋在豆腐上即可。

血瘀胃痛

【血瘀胃痛较常见于溃疡患者，多因血行不畅、胃络瘀阻所致。主要表现为经常性的胃脘刺痛，疼痛有定处而拒按，食后更为严重。此类型的胃痛患者适宜食用有活血化瘀、和胃止痛功效的食物。】

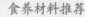

食养材料推荐
佛　手
当　归
白　菜
菠　菜
韭　菜
莲　藕
黑木耳

[佛手] 《本草纲目》认为，佛手"治气舒肝，和胃化痰破积"。

[当归] 《本草纲目》记载，当归"治头痛，心腹诸痛，润肠胃、筋骨"。

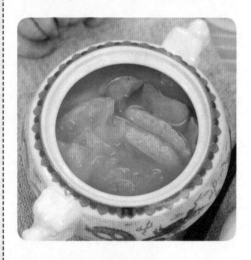

佛手银耳煲猪腰

V **材料**：佛手100克，银耳40克，猪腰120克

调料：盐、鸡精各适量，生姜4克

做法：①猪腰洗净去筋，切块；佛手洗净，切块；银耳泡发洗净，去除黄色杂质，撕小块；姜洗净切片。

②锅中注入适量清水，大火烧沸后放入猪腰，氽熟捞出。

③瓦煲内注入适量清水，将所有备好的材料放入，小火煲煮两小时，调入盐、鸡精即可。

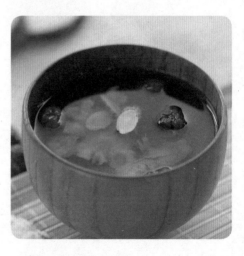

当归黄芪茶

V **材料**：当归、黄芪各5克，红枣2克

调料：冰糖适量

做法：①将当归、黄芪、红枣分别洗净，再放入茶杯中。

②往茶杯中倒入沸水，加盖焖泡10分钟后，再调入冰糖，待稍凉，即可将茶水倒入茶杯中饮用。

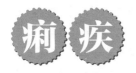

食养材料推荐

菊花	绿豆
黄柏	苦瓜
糯米	丝瓜

【痢疾是急性肠道传染病之一。多因饮食不节或误食不洁之物，伤及脾胃，湿热疫毒趁机入侵导致气血凝滞化脓而发病。】

 [菊花]《本草纲目》记载，菊花"补水所以制火……火降则热除"。

 [黄柏]《本草纲目》记载，黄柏"主热疮疱起，虫疮，痢"。

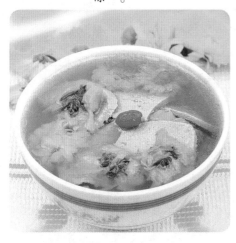

菊花猪肝汤

材料： 白芍15克，菊花15克，枸杞子10克，猪肝200克

调料： 盐4克

做法： ①将猪肝洗净切片焯水备用；白芍、枸杞子、菊花分别洗净备用。
②净锅上火倒入水煮开；下入白芍、菊花、猪肝煲至熟。
③最后下入枸杞子，调入盐，搅拌均匀即可。

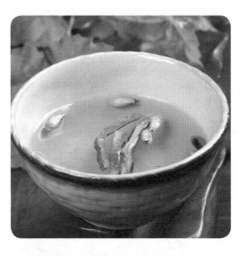

黄柏苍耳消炎茶

材料： 黄柏9克，苍耳子10克，绿茶3克

做法： ①将黄柏、苍耳子分别洗净。
②将黄柏、苍耳子一起放入锅中，加水600毫升，大火煮开，转小火续煮10分钟即可关火。
③再将绿茶放入锅中，加盖闷5分钟，滤去药渣，即可饮用。

心肾不交引发的病症

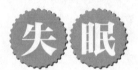

【失眠，是指无法入睡或无法保持睡眠状态，导致睡眠不足，主要表现为入睡困难、早醒及睡眠时间不足或睡眠质量差等症。传统医学将失眠称为"不寐"，根据不同的症情，分为心脾两虚引发的失眠、阴虚火旺引发的失眠。】

心脾两虚引发的失眠

【心脾两虚引发的失眠，主要症状是多梦易醒、心悸健忘、饮食无味、舌淡苔薄。此类型的失眠患者可服用能补益气血的食物。】

[百合]《本草纲目》记载，百合可"润肺止咳、宁心安神、补中益气"。

[红枣]《本草纲目》记载，"枣为脾之果，脾病宜食之"。

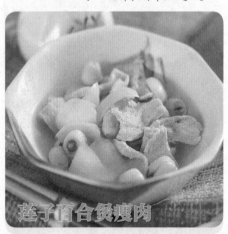

莲子百合煲瘦肉

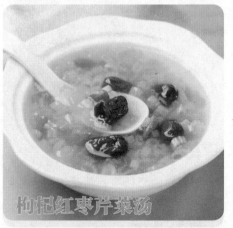

枸杞红枣芹菜汤

∀ **材料**：百合30克，莲子30克，瘦猪肉250克

🥄 **调料**：盐适量

🍲 **做法**：①将莲子去心洗净；百合洗净；瘦猪肉洗净切片。

②将莲子、百合、瘦猪肉放入锅中，加适量水，置小火上煲熟。

③以盐调味即可。

∀ **材料**：芹菜100克，红枣20克，枸杞子10克

🥄 **调料**：盐2克，食用油适量

🍲 **做法**：①芹菜洗净，切粒；红枣去核，洗净；枸杞子洗净。

②红枣、枸杞子入锅煮15分钟，再放入芹菜粒，加入少许盐、食用油，略微搅拌。用大火煮约5分钟，至食材熟透，装入汤碗中即可。

阴虚火旺引发的失眠

【阴虚火旺引发的失眠，主要症状是心烦不寐、口干少津、头晕耳鸣、五心烦热、舌红少苔。阴虚火旺型失眠患者可以适当地食用具有生津养阴、清心降火作用的食物。】

食养材料推荐

银　耳
黄花菜
绿　豆
黄豆鱼带
海　带
莲　子

[银耳]《本草纲目》记载，"白耳（银耳）润肺生津，主攻生津、活血，滋阴补阳"。

[黄花菜]《本草纲目》记载，黄花菜"安五脏、利心志、明目疗愁"。

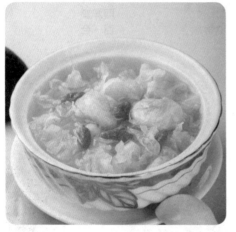

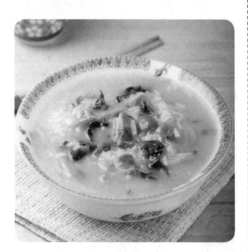

山竹银耳枸杞甜汤

材料：银耳120克，山竹1个，枸杞子15克

调料：冰糖40克

做法：①将银耳泡发，洗净，切去黄色蒂，切小块；山竹洗净，切开，取出果肉待用；枸杞子洗净。

②锅中注入适量清水烧开，倒入银耳，加入枸杞子，用小火炖至汤汁浓稠。

③然后再倒入山竹肉，加入冰糖，搅拌均匀，煮至冰糖完全溶化，最后装入碗中即可食用。

黄花菜排骨汤

材料：水发黑木耳40克，排骨300克，山楂90克，大米150克，水发黄花菜80克

调料：料酒8克，盐2克，鸡粉2克，胡椒粉、葱花各少许

做法：①将黑木耳洗净，切成小块；排骨洗净切块；山楂、黄花菜洗净。

②砂锅置于火上，加适量水烧开，倒入大米、排骨，淋入料酒，煮至沸腾。

③倒入黑木耳、山楂、黄花菜拌匀，小火煮熟，加盐、鸡粉、胡椒粉调味，搅拌均匀，撒上葱花。

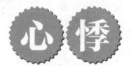

【心悸为不因惊吓而自觉心跳不宁，有一种自觉心脏跳动的不适感和心慌感。心悸时的心率可慢可快，有时也会出现心律失常，即使两者皆正常，也可能会有心悸。心悸发生时会引发情志不舒、惊恐紧张、抑郁烦闷等情绪上的反映。】

阴虚火旺引发的心悸

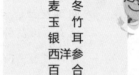

食养材料推荐
麦　冬
玉　竹
银　耳
西洋参
百　合

【阴虚火旺引发的心悸经常会因心悸而烦、咽喉口干、手足心热，还会因夜寐不安而感到烦躁，时有盗汗、舌红少苔。患者应食生津养阴安神类食物。】

[麦冬]《本草纲目》记载，麦冬"主心气不足，惊悸怔忡……精神失守"。

[玉竹]《本草纲目》记载，玉竹"主风温自汗灼热等"。

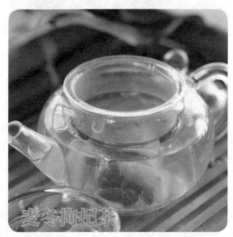

麦冬枸杞茶

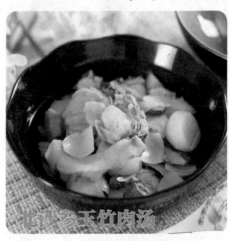

北沙参玉竹肉汤

Ⅴ **材料**：麦冬3克，枸杞子5克

☕ **调料**：冰糖10克

🍲 **做法**：①将麦冬、枸杞子均洗净。②将麦冬、枸杞子一起放入开水中浸泡，闷泡约5分钟后，加冰糖调味，滤取汤汁，倒入杯中即可饮用。

Ⅴ **材料**：北沙参10克，玉竹10克，百合10克，马蹄80克，兔肉250克

☕ **调料**：盐4克

🍲 **做法**：①北沙参、玉竹、百合分别洗净，浸泡1小时。

②马蹄去皮洗净；兔肉洗净切块余水。

③北沙参、玉竹、百合、马蹄、兔肉入锅加水煮3小时，加盐调味即可。

心气虚弱引发的心悸

【心气虚弱引发的心悸，常常会使患者感到心悸气短，轻易出汗或自汗，面色晃白、倦怠无力、胃纳食少，或四肢不温，舌淡苔白。这类患者可以常食用温阳益气类的食物。】

食养材料推荐

人 参
银 耳
党 参
西洋参
太子参
山 药
蜂 蜜

 [人参]《本草纲目》记载，"人参能补元阳，生阴血，而泻阴火"。

 [银耳]《本草纲目》记载，"白耳（银耳）润肺生津，主攻生津"。

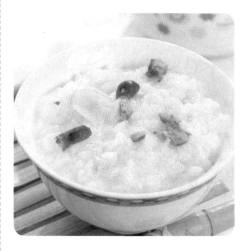

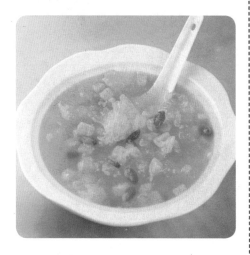

红枣人参白茯苓粥

✓ **材料**：红枣、白茯苓、人参各适量，大米100克

🥣 **调料**：白糖8克

🍲 **做法**：①大米泡发洗净；人参洗净，切小块；白茯苓洗净；红枣去核洗净，切开。

②锅置火上，注入清水后，放入大米，用大火煮至米粒开花，放入人参、白茯苓、红枣同煮。

③改用小火煮至粥浓稠可闻见香味时，放入白糖调味，即可食用。

红薯银耳枸杞羹

✓ **材料**：水发银耳100克，枸杞子10克，红薯90克

🥣 **调料**：冰糖40克，水淀粉各适量

🍲 **做法**：①银耳洗净，切除黄色的根部，切小块，焯水，捞出沥干；红薯洗净，去皮，切丁；枸杞子洗净。

②锅中清水烧开，倒入红薯丁、银耳，然后撒上枸杞子，煮沸后转小火煮约20分钟。

③放入冰糖拌匀，转大火续煮2分钟，至冰糖完全溶化，倒入水淀粉，搅拌至汤汁浓稠，装在汤碗中。

心血不足引发的心悸

【心血不足引发的心悸，最主要的症状是心悸不宁，面色少华或萎黄，经常夜寐不安，或多梦失眠，胆小善惊。此类心悸者适宜食用具有养血安神作用的食物。】

[桂圆]《本草纲目》记载，桂圆"养血安神，长智敛汗，开胃益脾"。

[松仁]《本草纲目》记载，松仁"逐风痹寒气，虚羸少气，补不足"。

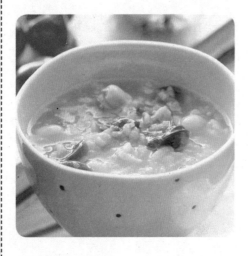

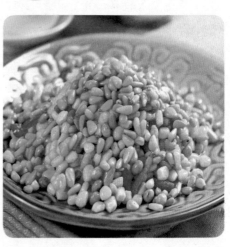

桂圆莲子粥

☑ **材料：** 桂圆干50克，鲜莲子200克，大米1杯

🥄 **调料：** 白糖少许

🍲 **做法：** ①大米淘洗干净，浸泡3小时备用。在锅中加4碗水，放入大米，以大火煮开，然后转小火慢煮20分钟。

②将莲子洗净，下入锅中，再煮至莲子松软。

③最后将桂圆剥散加入，下白糖，以大火煮开即可。

松仁青豆玉米

☑ **材料：** 松仁50克，青豆50克，玉米粒150克，枸杞子少许

🥄 **调料：** 盐4克，鸡精1克，植物油适量

🍲 **做法：** ①将油锅烧热，放入松仁，炸到香酥后，捞出沥干油备用；枸杞子、青豆、玉米粒分别洗净。

②在锅中加入清水烧沸后，放入玉米粒、青豆余烫至熟，捞出沥干水分备用。

③将锅中油烧热后，放入青豆和玉米粒，加入盐、鸡精炒熟入味，装入盘中，再撒上松仁、枸杞子即可。

紧 张 易 怒

食养材料推荐

灵芝	菠菜
莲子	党参
桂圆肉	百合

【在快节奏的生活中，人常常会紧张易怒。其实紧张易怒有时候并非环境因素所致，也与自身身体状况有关，比如，阴虚的人就较易出现这种情况。】

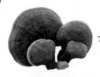
[灵芝]《本草纲目》记载，灵芝"疗虚劳"。

[莲子]《本草纲目》记载，莲子"交心肾，厚肠胃，固精气"。

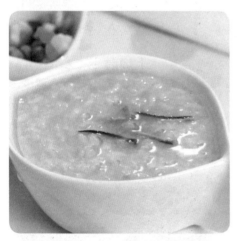

灵芝糯米粥

材料： 糯米100克，灵芝适量

调料： 白糖3克

做法： ①糯米淘洗干净，再放入清水中泡发干净。

②灵芝洗净，再放入锅中，加适量清水，用小火煎煮，再过滤去渣，取药汁待用。

③锅置火上，倒入煮好的汁，放入糯米，以大火煮开。

④待煮至浓稠状时，调入白糖拌匀，即可出锅。

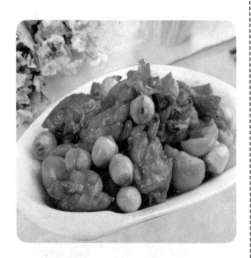

板栗莲杞焖鸡肉

材料： 板栗肉、莲子各80克，鸡翅200克，枸杞子15克

调料： 姜片10克，葱丝少许，生抽、白糖、盐各3克，植物油、料酒、水淀粉各适量

做法： ①鸡翅洗净斩块，装入碗中，入生抽、白糖、盐、料酒拌匀。

②锅注油烧热，入鸡翅，炸好捞出。

③再入姜、葱爆香，入鸡翅、料酒及洗净的板栗、莲子炒匀，入生抽、盐、白糖、清水，炒匀调味，小火焖至收汁，放入净枸杞子，淋水淀粉快速翻炒均匀，装盘即可。

肝脏失调引发的病症

月经不调

【月经不调，也称为月经失调，主要表现为月经周期或出血量的异常，或是月经前、经期时出现腹痛及全身症状。主要是由于情绪异常，长期精神压抑引起的。】

气血不足引发的月经不调

食养材料推荐
乌鸡　鸡胶
阿鸡　蛋鱼参
甲人

【气血不足引发的月经不调主要表现为月经量少，经色较为浅淡，面色苍白，气短头昏，舌淡苔薄。患者可适当吃补气血的食物。】

[乌鸡] 《本草纲目》记载，乌鸡"添髓补精，助阳气，暖小肠，止泄精"。

[阿胶] 《本草纲目》记载，阿胶"活血滋阴，除风润燥"。

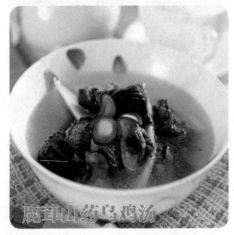
鹿茸山药乌鸡汤

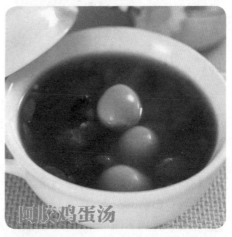
阿胶鸡蛋汤

Ⅴ 材料：鹿茸5克，淮山50克，乌鸡500克

调料：盐适量

做法：①将鹿茸、淮山分别洗净。
②乌鸡洗净，斩件，余水后取出。
③把鹿茸、山药及乌鸡放入炖盅内，加适量水，盖好盖，隔水小火炖3小时，调味即可。

Ⅴ 材料：阿胶9克，鸡蛋1个

调料：盐4克

做法：①将鸡蛋洗净，先入锅中加水煮熟，捞出，去壳备用。
②将阿胶放入锅内，加适量清水，煮至溶化。
③放入鸡蛋，加食盐调味服食。

血热失调引发的月经不调

【血热失调引发的月经不调，主要症状是月经提前、月经量多、崩漏不止、经色鲜红、心烦口燥、便秘尿赤、口苦欲饮、舌苔黄、舌质红。这种类型的月经不调患者最好食用一些具有清热、生津、养阴功效的食物。】

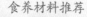

[田螺]《本草纲目》记载，田螺"利湿清热，止渴醒酒，利大小便"。

[薏米]《本草纲目》记载，薏米"健脾益胃、补肺清热、祛风胜湿"。

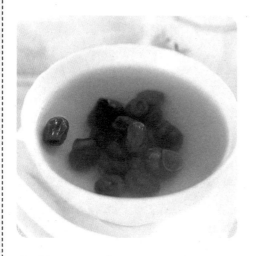

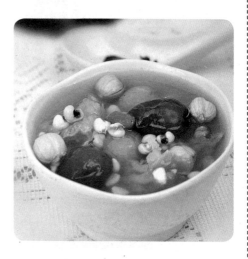

车前子田螺汤

材料：车前子50克，红枣10颗，田螺（连壳）1000克

调料：盐适量

做法：①先用清水浸养田螺1~2天，经常换水以漂去污泥，洗净，钳去尾部。
②用纱布包好洗净的车前子；红枣洗净备用。
③把全部用料放入开水锅内，先用大火煮开，然后再改用小火煲煮2小时，加盐调味，即可食用。

薏米银耳补血汤

材料：薏米、银耳各适量，桂圆肉、红枣、莲子各少许

调料：红糖6克

做法：①将薏米、莲子、桂圆肉、红枣分别洗净浸泡；银耳泡发，洗净，撕成小朵备用。
②汤锅上火倒入水，下入薏米、水发银耳、莲子、桂圆肉、红枣煲至熟。
③调入红糖，搅拌均匀，煮至红糖溶化即可。

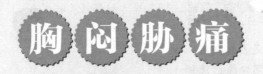

胸 闷 胁 痛

食养材料推荐

香 附　　　　山 楂
郁 金　　　　陈 皮
枸杞子　　　　佛 手

【胸部的胀满胁痛是由肝失疏泄、脾失健运、心失所养、脏腑阴阳气血失调所引起的，主要症状是胸胁部感觉胀满、胀痛，疼痛症状较轻，但会胀满。】

[香附]《本草纲目》记载，香附"解六郁，消饮食积聚，痰饮痞满"。

[郁金]《本草纲目》记载，郁金"治血气心腹痛，产后败血"。

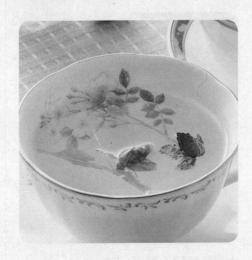

莲心香附茶

材料： 莲心3克，香附9克

调料： 冰糖1大匙

做法： ①将莲心、香附分别放入清水中冲洗干净，倒入洗净的锅中。

②加入350毫升水，先以大火煮，水开后转小火慢煮至约250毫升，不必久煮久熬。

③调入冰糖煮溶即可，每日代茶饮用。

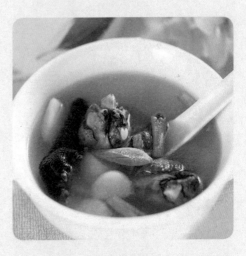

田七郁金炖乌鸡

材料： 田七6克，郁金9克，乌鸡肉500克

调料： 姜片5克，葱段5克，绍酒10克，盐4克，蒜瓣10克

做法： ①田七洗净，打碎；郁金洗净润透，切片；乌鸡肉洗净，切块。

②乌鸡块放入蒸盆内，加入姜片、葱段、洗净的蒜瓣、绍酒、盐、田七和郁金，再加入300毫升清水。

③把蒸盆置蒸笼内，用大火蒸50分钟即可。